Maman
en construction

Édition : Emilie Mongrain
Maquette intérieure : Christine Hébert
Infographie : Ann-Sophie Caouette, Jean-François Gosselin
Révision : Patricia Juste
Correction : Joëlle Bouchard et Lise Duquette

Catalogage avant publication de Bibliothèque et Archives nationales du Québec et Bibliothèque et Archives Canada

Zephyr, Lory, auteur

Maman en construction : petit chantier de réflexion sur la maternité / Lory Zephyr.

Comprend des références bibliographiques.

ISBN 978-2-7619-5021-3

1. Grossesse - Aspect psychologique. I. Titre.

RG560.Z93 2018 618.2001'9 C2018-942335-8

10-18

Imprimé au Canada

Dépôt légal : 2018
Bibliothèque et Archives nationales du Québec

ISBN (version papier) 978-2-7619-5021-3
ISBN (version numérique) 978-2-7619-5100-5

DISTRIBUTEURS EXCLUSIFS :

Pour le Canada et les États-Unis :
MESSAGERIES ADP inc.*
Téléphone : 450-640-1237
Internet : www.messageries-adp.com
* filiale du Groupe Sogides inc.,
filiale de Québecor Média inc.

Pour la France et les autres pays :
INTERFORUM editis
Téléphone : 33 (0) 1 49 59 11 56/91
Service commandes France Métropolitaine
Téléphone : 33 (0) 2 38 32 71 00
Internet : www.interforum.fr
Service commandes Export – DOM-TOM
Internet : www.interforum.fr
Courriel : cdes-export@interforum.fr

Pour la Suisse :
INTERFORUM editis SUISSE
Téléphone : 41 (0) 26 460 80 60
Internet : www.interforumsuisse.ch
Courriel : office@interforumsuisse.ch
Distributeur : OLF S.A.
Commandes :
Téléphone : 41 (0) 26 467 53 33
Internet : www.olf.ch
Courriel : information@olf.ch

Pour la Belgique et le Luxembourg :
INTERFORUM BENELUX S.A.
Téléphone : 32 (0) 10 42 03 20
Internet : www.interforum.be
Courriel : info@interforum.be

Gouvernement du Québec – Programme de crédit d'impôt pour l'édition de livres – Gestion SODEC – www.sodec.gouv.qc.ca
L'Éditeur bénéficie du soutien de la Société de développement des entreprises culturelles du Québec pour son programme d'édition.

Conseil des Arts du Canada / Canada Council for the Arts

Nous remercions le Conseil des Arts du Canada de l'aide accordée à notre programme de publication.

Financé par le gouvernement du Canada / Funded by the Government of Canada — Canada

Nous reconnaissons l'aide financière du gouvernement du Canada par l'entremise du Fonds du livre du Canada pour nos activités d'édition.

LORY ZEPHYR

Maman en construction

Petit chantier
de réflexion
sur la maternité

LES ÉDITIONS DE L'HOMME
Une société de Québecor Média

Avertissement : Notez que cet ouvrage ne saurait se substituer à une démarche individuelle effectuée avec un psychologue ou un autre intervenant en santé mentale. En tout temps, si votre situation vous inquiète, il importe de consulter un professionnel afin d'obtenir une aide ou un avis spécialisé.

À mes enfants, sans qui ce livre aurait probablement été écrit et retravaillé davantage le jour… que la nuit.

Et à toutes celles qui le liront peut-être aussi aux petites heures de la nuit en attendant leur grande rencontre.

Table des matières

Préface

Quand une princesse entre dans notre vie, c'est pour toujours. La preuve ? La première fois que j'ai vu Lory Zephyr, c'était il y a plus d'une décennie. Elle était venue chez moi pour jouer un rôle magique : celui d'une princesse à l'occasion du quatrième anniversaire de ma fille. Dès cet après-midi de folie (une mère se fend toujours en quatre pour offrir à ses enfants des fêtes mémorables dont ils ne se souviendront même pas), Lory et moi nous sommes trouvé des espaces de connivence, des intérêts communs. Si bien que nous sommes toujours restées en contact et que je lui ai demandé d'écrire pour mon site, Mitsou Magazine. Elle a été l'une de mes premières blogueuses spécialistes alors qu'elle poursuivait ses études en psychologie axées entre autres sur la périnatalité, pendant qu'elle élevait un premier enfant, puis donnait naissance à un deuxième joli poupon tout rond. Elle a aussi été plus tard une précieuse conseillère pour m'aider à élever mon adolescente (celle qui ne se rappelle déjà plus les beaux partys que je lui ai organisés dans son enfance).

Les textes de Lory sont toujours très appréciés sur mon site et je suis certaine que vous lirez cet ouvrage avec plaisir… ou avec une vilaine petite nausée si vous êtes dans votre premier trimestre de grossesse. Si vous avez commencé le deuxième, vous risquez de le lire avec des aigreurs qui vous remontent dans le gorgoton. Et durant le troisième, il se peut que vous lisiez quelques pages pour prendre une pause entre deux coups de pinceau ou de marteau alors que vous décorez la chambre de bébé, histoire de reposer vos jambes enflées. Mais encore là, on ne le répétera jamais assez, toutes les grossesses sont uniques et différentes.

Alors, pourquoi lire ce livre sur la maternité? Parce qu'il n'est ni moralisateur ni vieillot, et parce qu'il se tient loin des généralisations. Il vous invite à vous préparer à évoluer vers un nouveau cycle de vie en vous offrant des informations pertinentes, mais, surtout, à vous plonger dans VOTRE histoire en vous faisant coucher sur papier VOTRE expérience. Écrivez ! Écrivez tout ! Car vous risquez de ne vous souvenir de rien ! À chaque nouvelle étape de mes grossesses ou après que mes filles sont nées, j'imaginais que tout serait gravé à jamais dans ma mémoire. Résultat? J'aurais vraiment dû tout noter ! Parce que, comme les enfants qui ne se souviennent plus de leurs fêtes d'anniversaire, les mères aussi en perdent bien des bouts durant cette période !

Reste que, comme toutes les mamans, j'ai aussi des conseils à vous donner :

1. Pour l'accouchement, apportez une chandelle ou du sent-bon. L'odeur de chambre d'hôpital, ça tombe sur le cœur.

2. Shampoing sec, shampoing sec, shampoing sec. On sait quand on a pris notre dernière douche, mais on ne sait jamais quand sera notre prochaine.

3. Ayez des choux dans le frigo pour le retour à la maison. Quand vous deviendrez soudainement Pamela Anderson lors de votre première montée de lait, ils vous seront utiles. Appliquez les feuilles froides sur les seins. Elles seront rafraîchissantes, astringentes et aideront à diminuer la sensation d'inflammation.

Bon… d'accord, les conseils de Lory vous seront peut-être plus utiles que les miens. Avec ma princesse préférée, je vous sais en bonne compagnie et, comme il faut toujours bien terminer les histoires de princesse, je lance dans l'univers : *elles la lurent et eurent beaucoup d'enfants !*

BONNE GROSSESSE !

Mitsou Gélinas

Avant-propos

Vous avez appris que vous êtes enceinte. FÉLICITATIONS ! (Volée de confettis.) C'est la réaction typique et attendue, non ? Dans la réalité, peut-être avez-vous trouvé ce moment excitant et plaisant ou alors... pas tant que ça. Dans les deux cas, une chose est certaine, cette étape vous a déjà fait vivre un tas d'émotions. Votre premier réflexe a sûrement été d'en parler à votre entourage ou d'aller vous acheter un premier livre sur la maternité. Après tout, c'est une étape de vie qui se prépare ! On trouve des milliers d'ouvrages et d'articles sur l'évolution physique de la mère. La preuve ? Vous possédez sans doute énormément d'informations sur la manière dont votre corps s'adaptera au jour le jour et sur l'évolution du petit être que vous portez et qui, à grand renfort de comparaisons avec des fruits de plus en plus gros, vous est décrit dans les moindres détails au fil des semaines. Mais qu'en est-il de votre cheminement psychologique pendant ces neuf mois ? Parce que, oui, il y en a bien un ! Vous le vivrez, votre amie le vivra, la méga pop star aussi, tout comme votre mère et toutes vos ancêtres. Malgré cela, étrangement, très rares sont les ouvrages qui s'intéressent au volet psychologique de la maternité.

Si toutes les femmes que j'ai eu la chance de suivre en psychothérapie m'ont appris une chose, c'est bien à quel point la grossesse et la maternité se présentent et se vivent d'une multitude de manières. C'est pourquoi je crois qu'il est temps de mettre en avant ce que les femmes vivent et ressentent intérieurement plutôt que de garder l'œil encore et toujours uniquement sur ce qu'elles traversent physiquement.

Disons-le d'emblée, la grossesse et la maternité provoquent une avalanche de joies, de questionnements, de doutes, de craintes et d'ambivalence. Pourquoi alors s'entêter à faire comme s'il n'y avait pas ce petit hamster qui se démène par moments dans la tête et dans le cœur de celles qui portent la vie et qui voient la leur se métamorphoser? Porter un enfant donne souvent lieu à de grandes réflexions personnelles: « Qui suis-je ? », « Où en suis-je dans ma vie ? », « Où en est mon couple dans son histoire ? » On ne le répétera jamais assez, la grossesse et la maternité soulèvent tout sauf des banalités.

Pour beaucoup de femmes, la grossesse rime avec bonheur, excitation, épanouissement, douceur et amour. Pour d'autres, les choses sont plus difficiles et la réalité a peu à voir avec les images parfaites qui circulent abondamment dans les réseaux sociaux. En fait, la majorité des futures mamans feront face à un mélange de ces deux réalités, et cela, pour une raison bien simple: porter la vie est à la fois ce qu'il y a de plus beau et ce qui nous met face à ce qu'il y a de plus angoissant: l'inconnu.

Parmi les choses qui offrent du soutien face à cet inconnu, il faut souligner la venue de blogues pour femmes enceintes et nouvelles mamans qui viennent contrebalancer les contenus théoriques parfois un peu froids en offrant des points de vue diversifiés sur la grossesse et en donnant accès à des histoires de maternité vécues de l'intérieur. Les femmes prennent enfin la parole pour présenter leur réalité, unique et imparfaite. Ce nouveau ton et ce nouveau style de partage d'informations leur permettent de se sentir reconnues et comprises. Vous trouverez d'ailleurs tout au long de ce livre des citations de femmes (noms fictifs) pour représenter cette prise de parole. Et quoi de mieux, en zone inconnue, que de voir que quelqu'un d'autre a les mêmes questionnements et traverse les mêmes étapes de réflexion que nous ? Toutefois, cet accès privilégié ne permet pas de répondre à cette question : « Mais POURQUOI je vis cela ainsi ? » C'est là que la psychologie périnatale entre en scène, et les concepts qui sont au cœur de ce livre sont tirés de théories de ce domaine.

La prémisse du présent ouvrage est le souhait de reconnaître (enfin !) le caractère émotionnellement chargé de la grossesse. Celle-ci est une occasion très précieuse de regarder ce qui se passe à l'intérieur de soi (et on ne parle pas d'échographie ici !) et de s'attarder, au moyen d'une introspection bienveillante, à sa santé psychologique. Admettre que la grossesse est un processus rempli de conflits plus ou moins intenses, c'est s'offrir une chance de se confirmer à soi-même que les défis psychologiques rencontrés au fil des mois sont non seulement normaux, mais même souvent nécessaires pour évoluer.

Ce livre cherche à aborder les choses différemment en vous invitant à réfléchir activement à ce qui se passe en vous et autour de vous, à faire de la place à vos questionnements et à mettre en mots tout ce que vous ressentez, que vos sentiments soient positifs, négatifs ou entremêlés. Sous la forme d'un journal réflexif, il vous invite à poser un regard sur la femme, la fille, la conjointe et la future mère que vous êtes, sur ce que vous vivez et, surtout, à établir ce dont vous avez envie et ce qui vous convient le mieux à la lumière de ce que vous découvrirez sur vous au cours des mois.

Cette analyse de vous-même, par vous-même, c'est un cadeau que vous vous faites et qui s'inscrira dans votre histoire relationnelle avec votre bébé et votre partenaire. En d'autres mots, mieux vous comprendre et vous connaître est un excellent outil pour mieux interagir avec les autres et vous ajuster dans votre quotidien.

En parcourant les chapitres, vous êtes invitée à vous lancer dans un voyage particulièrement enrichissant : celui qui vous plongera au cœur de vous-même. Utilisez-le comme un outil pour apprivoiser psychologiquement chaque étape de votre grossesse, pour vous donner le droit d'exprimer vos pensées et de ressentir tout ce qui vous habite sans culpabilité ni jugement. Lisez-le à votre rythme. Prenez le temps de prendre le temps. Chaque thème et chaque question peuvent être interprétés de différentes façons, plusieurs fois et avec différents degrés de profondeur. Au fil des exercices, laissez les mots et vos pensées respirer. Faites-vous confiance et apprenez à tolérer les contradictions émotives qui vous habitent parfois. Elles sont normales. Vous ÊTES normale !

Vous ne trouverez pas de certitudes dans les pages qui suivent. Pourquoi ? Parce que le but n'est pas de vous proposer les conclusions d'experts auxquelles votre réalité devra ressembler, mais bien plutôt de vous présenter des pistes de réflexion qui vous permettront, jour après jour, d'endosser le rôle d'expert face à vous-même. Votre grossesse est une étape de vie qui vous appartient. Elle est précieuse et extrêmement enrichissante, alors pourquoi ne pas tenter d'accorder moins d'importance à l'avis des autres pour mieux écouter votre voix intérieure ?

Ce livre, c'est la base d'un journal intime, le vôtre. Celui que vous aurez envie (enfin, je l'espère) de tenir en parallèle de votre lecture pour vous accorder une oreille attentive. Ainsi, en posant vos mots et vos réflexions dans un cahier que vous aurez choisi à votre image, vous pourrez mieux constater votre évolution et, surtout, bénéficier d'outils concrets pour vous connecter à tout ce que vous ressentez. Selon le degré d'intimité que vous désirez lui donner, vous pourrez le garder jalousement pour vous ou, si vous le souhaitez, inviter une personne de votre entourage à entrer dans votre univers en partageant avec elle certains de vos exercices. L'important est de vous abandonner à l'écriture et de vous permettre de l'authenticité dans les mots que vous noterez. Utilisez ce livre pour cheminer vers un équilibre, le vôtre. C'est votre histoire de maternité. Accordez-vous toute la place qui vous revient.

Je vous souhaite un chantier de réflexions des plus enrichissants !

CHAPITRE 1

Je vois des bébés partout !

J'ai su que j'étais prête à avoir un enfant quand je me suis mise à rêver la nuit d'être enceinte et à me réveiller heureuse.

— Nathalie

J'EN VEUX UN PEU, BEAUCOUP, À LA FOLIE ?

Vous rappelez-vous le moment où vous l'avez senti ? Vous savez, ce fameux appel. Celui qui a peut-être causé quelques chicanes avec votre partenaire : « Mais pourquoi tu veux pas, hein ? Parce que, moi, j'en veux uuuuuunnnnnn. » Celui qui est responsable de vos yeux humides lorsqu'un bébé pleure ou qui fait exploser vos ovaires lorsque vous en tenez un dans vos bras. S'il sourit en prime, alors là, vos genoux flanchent. Bref, vous l'aurez compris, l'appel, c'est le moment où vous avez plus ou moins su que vous vouliez un bébé !

Dès l'enfance, certaines ressentent en quelque sorte cet appel : « Moi, plus tard, je serai une maman », et s'amusent à jouer ce rôle comme s'il était évident que tout le monde va devenir parent un jour. À l'adolescence, les préoccupations sociales sont habituellement trop importantes pour qu'on réfléchisse sérieusement au désir d'enfant. En d'autres mots, la fête prévue vendredi soir chez un ami est cent fois plus importante (peut-être même mille) que l'image qu'on se construit de soi comme mère quand on a seize ans. Il n'en demeure pas moins qu'il n'est pas rare de rencontrer des adolescents et des adolescentes qui s'imaginent tout naturellement avoir des enfants dans l'avenir. C'est également à l'adolescence qu'on s'ouvre davantage aux questions entourant le fait de devenir parent: « Est-ce que je veux vraiment avoir des enfants ? », « Est-ce que j'en veux plusieurs ? »

Bien entendu, la société joue un grand rôle dans ce désir d'enfant. Nos mœurs et coutumes et la pression sociale influencent nécessairement, par exemple, l'âge moyen pour commencer une vie de famille. Ainsi, dans les sociétés occidentales, avoir un bébé avant vingt ans peut généralement être perçu comme trop précoce, alors que les femmes qui ont des enfants au-delà de quarante ans sont souvent considérées comme des courageuses qui affrontent les hauts risques associés aux grossesses tardives. Ce même discours social détermine aussi en partie la perception qu'on a des personnes qui n'ont pas d'enfant.

Les différents types d'appels

Le désir d'enfant lui-même se décline d'une multitude de façons. Pour certaines femmes, la grossesse était planifiée depuis des lustres. D'autres ont tout simplement suivi une intuition. Il y a en outre toutes les femmes qui ont l'impression de ne jamais avoir eu d'appel et celles qui l'ont eu… après avoir su qu'elles étaient enceintes. Peu importe le moment où elle surgit (ou non), la fièvre du bébé (le *baby fever*) est un concept beaucoup plus complexe qu'on ne pourrait l'imaginer et, en fonction de chaque femme, il est sous-tendu par un processus psychologique plus ou moins conscient.

> **« Le désir n'est jamais venu et les remords non plus. »**
>
> — Annabelle

On pourrait penser que la fièvre du bébé est comme le sens de l'orientation : soit on l'a, soit on ne l'a pas. Pourtant, il y a bel et bien différents types d'appels. Évidemment, comme tous les concepts en psychologie, rien n'est absolu, mais vous pourrez trouver éclairant de mieux comprendre comment le vôtre s'est construit.

Si vous voyez maintenant votre beau ventre pousser, c'est que vous vous êtes probablement donné un petit *go* auparavant pour vous dire que vous étiez prête à avoir un bébé ! Il est souvent difficile de se rappeler exactement le moment où a eu lieu le déclic, mais ce qui est certain, c'est que lorsque cela s'est fait, votre corps et vos pensées se sont mobilisés. Vous êtes devenue beaucoup plus alerte aux signaux qui vous confirmaient votre désir d'avoir un bébé. Vous avez peut-être commencé à lire un peu plus sur la grossesse et il y a fort à parier que les discussions à ce sujet avec votre conjoint ou votre conjointe ont été plus fréquentes et plus sérieuses. Vous avez eu envie de poser mille questions à certaines mamans autour de vous et vous les avez soudainement observées plus longuement. Dès qu'un bébé était près de vous, vous vous reteniez pour ne pas le tirer des bras de sa mère. Les images de la maternité vous imprégnaient davantage, sans compter que votre imaginaire se laissait transporter dans de belles images de votre propre grossesse. Bref, le voilà, l'appel, et c'est à partir de ce moment que vous avez porté votre bébé. Peut-être pas physiquement encore, mais il était déjà en vous psychologiquement parlant.

Il est possible que vous ayez eu votre appel après avoir découvert que vous étiez enceinte. C'est ce qu'on appelle une grossesse surprise ! Votre capacité à accepter cet imprévu peut être teintée des différents types d'appels que vous avez déjà vécus dans votre vie. Par exemple, si vous n'avez jamais eu d'appel, vous risquez davantage de remettre cette grossesse en question. Vous vous demandez alors peut-être : « Pourquoi je ferais ça ? » En fait, quand il y a absence d'appel, c'est que vous estimez que votre situation n'est pas propice à l'arrivée d'un bébé et que vous n'êtes pas prête ou disponible pour accueillir un enfant à ce moment. Vous étiez probablement celle qui regardait les bébés baveurs avec un air de dégoût dans les réunions de famille. Ou alors, sans qu'ils vous rebutent, les bébés n'étaient pas votre sujet de discussion préféré. Vous n'étiez tout simplement pas dans l'état d'esprit de vous emballer face à de minuscules pyjamas ou de parler fréquemment d'avoir un enfant avec votre amoureux. Au contraire, votre objectif était principalement d'instaurer une distance mentale claire avec ce fameux appel.

Parfois, l'absence d'appel est le résultat d'un pré-appel qui n'a jamais pu éclore. Peut-être aviez-vous déjà eu quelques discussions à ce propos avec un ex-conjoint, mais qu'avec un peu de recul, vous aviez réalisé que la maternité n'était pas vraiment un projet auquel vous teniez. Cette réflexion a donc mis fin à ce début d'appel que vous aviez eu avec ce partenaire. Plus tard, une fois que vous êtes redevenue célibataire, la grossesse peut tout de même être venue vous surprendre, par exemple à la suite d'une relation passagère. Dans le cas d'une grossesse surprise, lorsqu'il y a absence d'appel, il est possible que vous trouviez la grossesse difficile à assumer par moments. Votre tête continue parfois de vous dire « non », alors que votre corps, lui, a déjà dit « oui ». Il est aussi possible que l'enthousiasme de votre conjoint et de votre entourage ainsi que d'autres facteurs, comme votre âge, vous aient incitée à garder ce bébé même si votre cœur n'était pas tout à fait préparé à faire le saut.

En revanche, si vous avez déjà, par le passé, espéré, planifié, rêvé d'avoir un bébé, vous pourriez voir votre grossesse surprise d'un bon œil. En apprenant que vous étiez enceinte, vous vous êtes plutôt dit : « Et pourquoi pas ? » Effectivement, il existe ce qu'on peut qualifier d'*appel inopportun* et qui correspond à un désir d'enfant qui s'installe subtilement, doucement et lentement en attendant la mise en place de circonstances « idéales ». Cela arrive notamment lorsque l'objectif d'avoir un bébé dans l'immédiat n'est pas réalisable, mais qu'on perçoit tout de même que notre situation pourra plus tard être favorable à la venue d'un enfant. Cela peut être le cas d'une femme qui aurait un couple stable et amoureux, mais qui souhaiterait terminer ses études avant de fonder une famille. Un conflit entre le rationnel et l'émotionnel s'enclenche alors, mais le premier prend le dessus sur le second.

Parfois, cet appel inopportun est plus inconscient, c'est-à-dire que, sans vous en rendre compte, vous avez peut-être commencé à regarder un peu plus intensément et plus régulièrement les bébés qui vous entourent. Vous pourriez également les prendre dans vos bras de façon plus chaleureuse sans réaliser que le début du désir était bien présent. Dans ces cas-là, votre inconscient vous envoyait des messages clairs, mais votre rationnel vous en bloquait l'accès. Lorsqu'une grossesse surprise arrive dans un tel contexte, l'inquiétude peut venir vous titiller l'esprit parce que, malgré le fait qu'une partie de vous veut bien vivre cette grossesse, l'autre se demande si vos finances, votre couple, votre habitation, votre emploi ou l'ensemble de votre situation sont suffisamment stables pour accueillir un bébé.

Lorsque la grossesse découle d'un appel inopportun ou d'une absence d'appel, certaines femmes ressentent de la culpabilité de ne pas avoir « pleinement » désiré leur bébé. Elles s'en veulent d'avoir déjà pensé qu'elles ne le souhaitaient pas, et peut-être même de sentir que cette ambivalence est encore présente plusieurs semaines plus tard. Si c'est votre cas, rassurez-vous. Vous ne serez pas une moins bonne mère parce que vous avez déjà hésité à garder l'enfant que vous portez en vous. Au contraire, il est possible que d'accepter toute cette gamme d'émotions vous amènera à mieux accueillir votre maternité et, d'ailleurs, pendant que votre bébé se développe, vous avez quelques précieux mois devant vous pour vous préparer à le recevoir.

Évidemment, l'effet d'une grossesse surprise peut être différent d'une femme à l'autre. Plusieurs femmes apprennent qu'elles sont enceintes sans que ce bébé ait été planifié ou même désiré, et pourtant elles accueillent finalement l'événement avec sérénité, excitation et bonheur. Certains couples, cependant, peuvent passer de l'excitation à la blessure. Par exemple, ceux qui éprouvent des difficultés de fertilité doivent vivre avec un désir brûlant d'avoir un enfant alors que le corps ne suit pas. Des personnes seules peuvent également souhaiter être en couple pour planifier la venue d'un bébé, sans toutefois pouvoir concrétiser le projet. Plus l'écart entre le moment de l'appel et la réalisation du plan est grand, plus on est susceptible de vivre des émotions négatives comme des moments de déprime, de tristesse, de stress ou de découragement.

Il arrive en outre qu'une grossesse survienne après une longue période de difficultés de fertilité et que, malgré le soulagement d'attendre un bébé, le couple soit épuisé. Les divers moments de deuil, de déception et d'impuissance peuvent être difficiles à oublier malgré l'heureux dénouement. Des fois, ce bébé tant désiré s'accompagne d'une hypervigilance face à toutes les étapes de la grossesse. Dans ces cas-là, le temps permet souvent de mettre un baume sur le cœur. Le soutien social (entourage, groupe de parents ayant vécu des difficultés de fertilité, etc.) et l'accompagnement professionnel peuvent aussi être d'une très grande aide car, contrairement à ce que vous pourriez ressentir, ils peuvent vous rappeler que vous n'êtes pas seule.

EXERCICE : Ce qui grandit en moi

Promenez-vous dans votre maison ou dans la nature. Choisissez un objet qui représente l'état dans lequel vous étiez lorsque vous avez appris que vous étiez enceinte. Inscrivez sur une feuille pourquoi vous avez choisi cet objet. Gardez ce symbole dans un endroit sûr jusqu'à la fin de votre grossesse. Lorsque vous tiendrez votre bébé dans vos bras, retournez chercher cet objet et rappelez-vous tout le processus traversé.

QUAND EST-CE QUE VOUS NOUS FAITES UN PETIT ?

Plusieurs facteurs ont influencé votre décision d'avoir un bébé, et l'un d'eux est peut-être la pression sociale. Eh oui, elle pointe régulièrement le bout de son nez et peu de gens y échappent. D'un point de vue développemental et sociologique, on attend généralement d'un couple qu'il se mette à procréer lorsque sa relation est scellée, c'est-à-dire que les deux partenaires conviennent et assument qu'ils sont ensemble et qu'ils bénéficient d'une sécurité financière, matérielle et idéalement émotionnelle.

> **«Tous les gens qui ont des enfants se sont-ils demandé pourquoi ils en voulaient ou bien en ont-ils eu parce que tout le monde en a ?»**
>
> — Zackia

Cette pression peut également être familiale ou culturelle. En effet, il n'est pas rare d'entendre des membres de la famille souhaiter devenir grands-parents, tantes, oncles, etc., voire insister fortement pour que cela arrive. Vous avez peut-être vous-même été prise dans ce genre de conversation inconfortable au cours d'une réunion familiale. On questionne aussi beaucoup les couples qui décident de cohabiter sur leur projet d'avoir un enfant. Dans ces cas-là, une grande partie de l'appel ressenti est possiblement induit de l'extérieur et c'est pourquoi il est souvent peu fiable et trompeur. Votre désir n'est pas en concordance avec vous-même, mais bien avec ce que les autres attendent de vous. Évidemment, avoir un enfant pour satisfaire de telles attentes peut entraîner son lot de déceptions et de frustrations.

La fièvre du bébé sous la loupe

D'un point de vue plus personnel, quatre facteurs ont probablement influencé votre désir d'avoir un enfant :

- Vos **expériences positives de la maternité,** comme prendre, bercer ou cajoler des bébés, ont alimenté votre désir de vivre des moments agréables de la maternité et ont contribué à confirmer votre choix.

- Votre désir était sûrement plus grand si vous avez été peu exposée à des **effets négatifs de la maternité**. Prenons par exemple cette publicité de condoms qui montrait un enfant faisant une crise monumentale dans une épicerie. Le message de la compagnie en question était clair : il vaut mieux se protéger que d'avoir à vivre ce genre de moments ! Dans le même ordre d'idées, si vous avez côtoyé des parents exténués et tristes, que les pleurs et les crises du fils de votre meilleure amie vous irritent, ou que changer les couches de votre petite nièce vous répugne… votre désir a pu diminuer.

- Le troisième élément qui a pu influencer votre décision de manière importante est votre **motivation à faire des sacrifices**. Étiez-vous prête à faire de la place à votre bébé à côté de votre carrière, de vos études et de votre vie sociale et dans vos finances ? Si la réponse à cette question était « oui », alors vous étiez plus disposée à entreprendre une grossesse.

- Finalement, votre **santé mentale et physique** a joué un rôle dans votre décision. Par exemple, si vous avez eu des ennuis de santé dans la dernière année, il est fort possible que vous ayez attendu de vous sentir mieux dans votre corps et votre tête pour vous lancer dans votre projet de grossesse.

En plus de ces facteurs, il ne faut pas oublier votre passé, l'histoire relationnelle avec vos parents, votre couple, votre situation sociale, ainsi que d'autres éléments qui seront abordés tout au long de ce livre.

EXERCICE : Petit bilan de mon désir

Pour vous aider à déterminer la source de vos motivations, répondez en toute franchise aux quatre questions suivantes :

- **Quelles sont les expériences positives que vous avez vécues ou auxquelles vous avez assisté et qui vous ont donné envie d'être enceinte ?**
- **Est-ce que vous avez été témoin d'effets négatifs de la maternité qui vous ont fait réfléchir et douter de vouloir tomber enceinte ?**
- **Quels sont les mots qui définissent le mieux la manière dont vous vous sentez lorsque vous pensez aux sacrifices que vous aurez à faire pendant votre grossesse ?**
- **Comment décririez-vous votre santé mentale et physique ?**

LE HIC AVEC LE « PLAN » D'AVOIR UN BÉBÉ

Encore une fois, la fièvre du bébé est un processus complexe. C'est une série d'étapes dynamiques au cours desquelles plusieurs processus psychologiques ont lieu. Ainsi, vous vous êtes projetée dans l'avenir, de façon instinctive, lorsque vous avez su que vous étiez enceinte, et parfois même avant de le devenir. Pourquoi ? Parce que ces images mentales pouvaient vous aider à prendre une décision ou à confirmer votre désir. Pour cela, vous

vous êtes peut-être imaginée avec un ventre rond ou en train de vous promener avec une poussette.

À l'inverse, vous avez inconsciemment évacué les images qui évoquaient des conflits de couple ou des moments de déprime liés à la maternité. Cela explique en partie pourquoi l'image véhiculée de la femme enceinte ou de la nouvelle maman généralement bien mise et parfaitement épanouie est si tenace. Comment vouloir vivre un projet qui peut être en réalité désarmant?

> **« Même avant de tomber enceinte, je ne me sentais pas prête... Je voulais faire plein de choses avant. Au final, je pense qu'on n'est jamais tout à fait prête... »**
>
> — Karina

Certaines femmes qui en sont à l'étape du désir de grossesse ont besoin de se nourrir de ces images positives pour faire le saut. C'est également pour alimenter vos espoirs de bonheur face à la maternité que vous vous êtes peut-être dit: « Oui, mais, moi, quand je serai maman, je ne ferai pas comme ça », faisant sans doute sourire les femmes de votre entourage qui sont déjà mamans. Les futurs parents comme vous cherchent à se confirmer qu'ils prennent la bonne décision en s'imaginant, ou du moins en espérant, que leur choix leur apportera davantage de positif que de négatif. C'est le cas des gens qui s'imaginent qu'un bébé aidera leur couple à se rapprocher ou à se stabiliser.

Avant de vous lancer, peut-être avez-vous même fait une liste de pour et de contre. Souvent, il n'est pas nécessaire qu'il y ait plus de « oui » dans cette liste. Ce qui importe, c'est surtout le poids que vous avez accordé à vos points positifs et les valeurs qui vous tenaient à cœur. Par exemple, si votre autonomie financière est primordiale, alors tant que cet élément faisait partie de votre liste de « contre », votre projet de grossesse vous a fort probablement paru insensé et, donc, il ne s'est sans doute concrétisé que lorsque ce point a été réglé. Ce seul élément primordial a eu suffisamment de poids pour contrebalancer tous les points positifs que vous aviez pu recenser.

Malgré tout cela, il est possible que vous doutiez toujours d'être vraiment prête à vivre cette grossesse maintenant qu'elle est bien réelle. Le problème est qu'il est fondamentalement impossible de prendre une décision de cet ordre en essayant, de façon rationnelle, d'établir les pour et les contre. Vous pouvez repasser toutes vos réflexions en boucle et assumer que vous désirez vivre cette grossesse tout en vous entendant hurler intérieurement : « MAIS QU'EST-CE QUE J'AI FAIT LÀ ? Je ne suis pas prête du tout et je ne le serai clairement pas dans neuf mois ! Je trouve ça déjà difficile à vivre et je n'ai fait que quelques semaines ! »

Stop ! Prenez une grande respiration et rappelez-vous que certains choix de vie modifient ce que nous sommes et que la maternité en fait partie. La sensation de vertige est donc normale face à un tel changement identitaire. Quelles seront vos valeurs à la fin de la grossesse ? Qui serez-vous lorsque vous serez mère ? À quel point changerez-vous ? Vous n'avez pas de réponse à ces questions pour le moment parce que la personne que vous êtes aujourd'hui ne sait pas comment la personne que vous serez dans le futur appréciera le fait d'avoir un bébé. La femme en vous, celle d'avant la grossesse, ne savait pas et surtout ne pouvait pas savoir comment la femme enceinte que vous êtes maintenant allait réagir. C'est un apprentissage pour vous que de découvrir cette femme, de lui faire une place et, surtout, de l'accepter telle qu'elle est. Cela peut être très enrichissant comme processus et parfois très perturbant. Malgré tout, cela reste une étape nécessaire pour vivre pleinement votre transition vers la maternité.

La parentalité est une expérience très intense sur le plan émotionnel et elle transforme inévitablement les individus qui font partie de l'aventure. Ainsi, la question de départ avant toute grossesse ne devrait pas être: «Sommes-nous prêts à avoir un bébé?», mais plutôt: «Sommes-nous prêts à être transformés?», en sachant que cette transformation peut être positive tout comme négative par moments.

ET LES HOMMES DANS TOUT ÇA ?

Bien que beaucoup moins étudiée, la fièvre du bébé existe aussi chez les hommes, même si elle est apparemment moins prenante et centrale qu'au cœur de la vie des femmes. D'ailleurs, la femme a souvent un plus gros poids décisionnel lorsque le couple parle d'avoir un enfant. Cela peut sembler être une évidence, car même si un homme se sent prêt, comme c'est sa partenaire qui portera le bébé (à moins bien sûr de faire appel à une mère porteuse ou dans le cas d'une adoption), il demeure tributaire de sa décision. Cela étant dit, certaines femmes reconnaissent que si leur compagnon n'avait pas insisté, elles n'auraient pas voulu être enceintes.

Les hommes réagissent aussi différemment lorsqu'il est question de grossesse non planifiée. En effet, quand elles se trouvent dans une telle situation, l'engagement des femmes envers le bébé est moins affecté, et le «bébé surprise» peut faire émerger un appel qui était jusqu'alors dormant, voire absent. Les pères, eux, sont moins engagés à l'égard de la famille lorsque la grossesse est non planifiée et qu'elle survient à un moment inopportun. Ils s'impliquent peu, ont une attitude moins chaleureuse et leur désengagement peut se traduire par une distance autant physique que psychologique. Évidemment, l'éventail des réactions possibles est large et, selon le cas, celles-ci découlent de la personnalité, des modèles parentaux et, bien sûr, des diverses formes d'appels décrites plus haut.

Ce décalage entre les appels que peut ressentir le couple est d'ailleurs souvent un motif de consultation en thérapie. En effet, lorsque les deux partenaires évoluent à des rythmes différents face au désir de conception, le sujet peut rapidement devenir tabou. L'un ne veut pas brusquer l'autre, même si, au fond, son souhait serait d'en discuter abondamment. L'autre partenaire, lui, peut mal réagir, se sentir coupable ou carrément éviter le sujet pour limiter les conflits qu'il suscite dans son couple. Ainsi, certains couples sont susceptibles de faire leur entrée dans la parentalité sur une trame de fond teinté de frustrations, de colères et de communication brisée.

EXERCICE : La face cachée de mes émotions

On s'imagine souvent que la grossesse rime simplement avec bonheur. Pourtant, face à la vôtre, vous pourriez ressentir plusieurs émotions, dont certaines contradictoires.

Dessinez sur une feuille le contour d'un corps en laissant assez d'espace sur les côtés pour écrire. À l'extérieur du tracé, écrivez les mots qui renvoient aux émotions ou aux sentiments que vous ressentez et que vous exprimez facilement. Ceux-ci peuvent être aussi positifs que négatifs.

Voici une liste qui peut vous aider à bien cibler et nuancer vos réponses :

- Joie, tristesse, excitation, contrariété, amour, anxiété, soulagement, doute, enthousiasme, découragement, optimisme, solitude, regret, fierté, déception, gaieté, confusion, confiance, colère, amusement, frustration, satisfaction, culpabilité, indifférence, etc.

Ensuite, écrivez à l'intérieur du tracé les mots qui renvoient aux émotions et aux sentiments que vous ressentez, mais que vous avez du mal à exprimer aux autres.

En regardant la liste des émotions et des sentiments que vous ne montrez pas naturellement aux autres, êtes-vous capable de déterminer les raisons qui vous empêchent de le faire ? Est-ce parce que vous avez peur d'être jugée ? Avez-vous de la difficulté à accepter que vous avez toutes ces émotions en vous ? Seriez-vous en mesure de trouver une personne à qui montrer cette facette cachée de vous ? Parfois, le simple fait de la trouver peut être apaisant au quotidien.

CHAPITRE 2

La pomme ne tombe jamais loin de l'arbre

Je sais que je peux être une bonne mère, que je suis prête à accueillir mon bébé… mais j'ai peur de ressembler à ma mère lorsqu'il sera là.

— Béatrice

RETOUR EN ENFANCE

Il peut paraître étrange de trouver, dans un livre sur la maternité, un chapitre entier invitant à faire un retour sur son enfance. Après tout, votre objectif n'est probablement pas d'amorcer une psychanalyse dont Freud serait jaloux. Pourtant, il existe beaucoup plus de liens entre votre passé et votre présent que vous ne pourriez le croire. D'ailleurs, combien de fois avez-vous réalisé que vous rabâchiez exactement le même discours qu'un de vos parents ? C'est déroutant, parfois même effrayant, mais, surtout, souvent irritant !

Le fait de porter un enfant vous place devant une porte sensible où se rencontrent deux époques : le moment où vous n'étiez que l'enfant de vos parents et le moment où vous n'êtes plus un enfant, mais où vous vous trouvez en quelque sorte à l'aube de marcher sur leurs traces. Dans le meilleur des cas, les souvenirs familiaux rattachés à votre enfance et la relation que vous avez entretenue avec vos parents vous ont laissé une empreinte positive, vous apportant soutien, apprentissages et inspiration pour commencer à jouer votre rôle de mère. À l'inverse, certains conflits, certains manques familiaux ou certaines déceptions importantes face à vos parents peuvent vous habiter de façon plus intense. Votre façon d'intervenir avec un nourrisson en crise ou encore votre approche en matière de chaleur et d'encadrement seront influencées par vos expériences antérieures. C'est pour ces raisons qu'il apparaît sensé de s'attarder aux fils qui vous ont tricotée et qui font de vous ce que vous êtes en ce moment même.

> **« Ma mère a toujours été là pour moi. Elle m'a épaulée, conseillée dans les bons moments comme dans les mauvais. C'est la personne en qui j'ai le plus confiance ! Elle m'a également appris à avoir confiance en moi, à toujours rester moi-même et à ne rien changer pour les autres. En revanche, j'en ai longtemps voulu à mon père d'avoir été si peu affectueux avec moi, même si j'ai compris plus tard que c'est tout simplement parce qu'il a été élevé comme ça. »**
>
> — Paola

LES BASES DE L'ATTACHEMENT

L'humain est biologiquement programmé (encore mieux qu'un gadget d'Apple) pour se lier à des figures d'attachement. Dans le cas de votre bébé, on parle ici bien sûr de vous et de votre conjoint ou conjointe. Dès sa naissance, votre enfant aura un insatiable besoin de vous, physiquement et psychologiquement. Vous représenterez pour lui les personnes qui sauront le protéger et le réconforter, et qui prendront soin de lui. C'est tout simplement naturel. Cette base est précieuse, car le lien d'attachement que votre enfant aura développé avec vous influencera sa perception de soi et ses relations avec les autres tout au long de sa vie. Lorsque ce lien est positif, ou plus précisément sécurisant, c'est que votre enfant sait au plus profond de lui qu'en situation de stress, des ressources fiables (vous !) sont toujours disponibles pour l'aider et le protéger. Il aura en outre compris qu'il peut faire confiance à ces ressources, car, de façon prévisible, elles peuvent l'aider et le rassurer. La question de ce chapitre est la suivante : est-ce bien le message que vous portez également à l'intérieur de vous ?

PISTE DE RÉFLEXION

De façon générale, lorsque vous évoquez votre enfance, vous pensez à…

C'est John Bowlby, un psychiatre et psychanalyste britannique, qui a bâti la théorie de l'attachement. À partir d'observations et d'interventions auprès d'enfants et d'adolescents en temps de guerre et en situation de délinquance, il s'est intéressé à l'effet des carences affectives sur le comportement humain. C'est entre autres grâce à ses travaux, et à ceux de Mary Ainsworth, que nous comprenons aujourd'hui pourquoi et comment le lien parent-bébé est important, et ce, dès les premiers moments de vie.

En effet, le type d'attachement que vous avez noué avec vos parents a façonné, en partie, votre type d'attachement à l'âge adulte, et il influencera fort probablement celui que vous transmettrez à votre bébé, car il a été démontré qu'il existe un fort effet de transmission à cet égard. Plus spécifiquement, les représentations mentales d'attachement que vous avez en tant qu'adulte jouent un rôle sur votre sensibilité parentale. Celle-ci correspond à votre capacité de percevoir et d'interpréter les besoins et les signaux de votre enfant et d'y répondre de manière appropriée, et ce, dans un délai raisonnable. On sait, par exemple, que les parents qui sont de type «sécure» sont généralement plus chaleureux et plus sensibles aux besoins de leurs enfants. Il y a donc là une situation favorable pour que le bébé développe lui aussi un attachement sécurisant.

DIS-MOI COMMENT TU T'ATTACHES, JE TE DIRAI QUI TU ES

Pour vous faire une idée de votre style d'attachement, vous pouvez, dans le tableau qui suit, vous référer à vos comportements d'enfant, mais également à vos comportements d'adulte, qui peuvent être tout aussi révélateurs. À la lumière de ces catégories d'attachement, même si en réalité elles ne sont pas si tranchées et strictement définies, vous serez en mesure de réfléchir à l'héritage émotionnel que vous ont laissé vos parents. Si vous considérez avoir un passé difficile et que celui-ci vous semble handicapant, n'hésitez surtout pas à en parler à un professionnel de la relation d'aide.

À L'ENFANCE	À L'ÂGE ADULTE
Sécurisant Face à des parents disponibles et sensibles à ses besoins, l'enfant développe un attachement sécurisant, car il sait qu'ils seront toujours présents pour lui.	**Sécure** La personne ayant développé un attachement sécure n'a pas peur d'être dépendante des autres et ne craint pas non plus que ceux-ci soient dépendants d'elle. Si c'est votre cas, vous ne ressentez pas de crainte d'être abandonnée ou d'être trop proche de l'autre.

À L'ENFANCE	À L'ÂGE ADULTE
Insécurisant-ambivalent Face à des parents trop souvent incohérents, l'enfant qui intègre un attachement insécurisant-ambivalent perçoit qu'il doit exagérer sa détresse pour obtenir l'attention de ses parents.	**Insécurisant-anxieux** Une fois adulte, la personne ayant vécu ce type d'attachement espère avoir toujours plus de rapprochements émotionnels, parfois même au point d'effrayer son partenaire. Si cela vous ressemble, il est possible que vous ayez l'impression que votre partenaire n'en fait jamais assez. Vous attendez beaucoup de lui tout en étant intérieurement convaincue que son réconfort sera décevant. C'est souvent parce que vous avez peur qu'il ou elle vous abandonne ou ne vous aime plus. Vous envoyez ainsi des messages ambivalents à votre partenaire.
Insécurisant-évitant L'enfant dont l'attachement est du type insécurisant-évitant apprend qu'il ne peut pas compter sur ses parents en cas de détresse, car ceux-ci sont émotionnellement distants avec lui.	**Insécurisant-distant** À l'âge adulte, l'attachement insécurisant-distant se manifeste par un sentiment d'inconfort avec les autres. Si vous vous reconnaissez, vous pouvez trouver difficile de faire confiance à l'autre et de vous permettre de dépendre de lui. D'ailleurs, il est fort possible que votre partenaire vous ait déjà dit qu'il ou elle aimerait se rapprocher davantage de vous. Toutefois, lorsqu'il y a tentative de rapprochement émotionnel, vous êtes probablement nerveuse, ce qui a pour effet de maintenir la distance avec votre partenaire.

À L'ENFANCE	À L'ÂGE ADULTE
Insécurisant-désorganisé Parmi les cas les plus difficiles, on trouve l'enfant qui fonctionne en mode d'attachement désorganisé, c'est-à-dire que, face à des parents négligents ou abusifs, il ne sait pas quel message assimiler. Cet enfant souhaiterait s'approcher de ses parents lorsqu'il en ressent le besoin, mais il ne peut pas le faire, car sa figure d'attachement est également une source de stress.	**Insécurisant-craintif** Les traumas qu'a vécus un individu dans l'enfance (abus, deuil difficile d'un parent, etc.) peuvent l'amener à ressentir un inconfort dans ses relations interpersonnelles. Si cela semble vous correspondre, il est possible que vous désiriez des rapprochements émotionnels, mais que vous trouviez difficile de faire confiance aux autres. Le fait de dépendre d'eux, de vous attacher peut susciter en vous une grande peur d'être blessée.

Heureusement, de nombreuses recherches ont montré que la très grande majorité de la population présente un attachement sécurisant-sécure. Cela indique donc que la plupart d'entre nous pouvons naturellement transmettre ce type d'attachement à nos enfants. Par ailleurs, vous n'avez pas à être un parent parfait pour créer un tel lien avec votre enfant. Être sensible et disponible ne veut pas dire que vous devez allaiter, cododoter, cuisiner bio, chanter des chansons relaxantes et parler en huit langues à votre bébé. Cela veut plutôt dire qu'en faisant de votre mieux, la majorité du temps, avec beaucoup d'amour, de sensibilité et de disponibilité, vous serez en mesure de fournir à votre enfant le bagage qui lui permettra notamment de mieux gérer ses émotions, d'avoir confiance en lui et de s'engager dans des relations saines.

Il faut également savoir que ce n'est pas parce que vous avez développé un attachement insécurisant à l'égard de vos parents que c'est nécessairement le modèle que vous reproduirez avec votre enfant. Au-delà des déceptions, des souffrances ou des traumas vécus, une partie de la réparation réside dans le fait de faire une prise de conscience sur soi et son expérience. Ce qui importe le plus, c'est la façon dont vous vous autorisez à ressentir la déception et la douleur associées à votre passé ainsi que votre capacité à donner un sens à votre expérience. Aussi, en réfléchissant à ce qui vous habite, vous pourrez reconnaître les mécanismes que vous avez développés et cette première étape vous permettra par la suite de voir les changements que vous souhaitez effectuer.

Bref, rien n'est tout noir ou tout blanc et, surtout, rien n'est coulé dans le béton ! Sachez que votre partenaire peut aussi devenir une source de réconfort sécurisant qui modifiera en partie l'effet du type d'attachement que vous avez eu à l'égard de vos parents !

Accueillir votre passé peut vous aider à établir une saine relation avec votre bébé. Il vous est ainsi possible de reconnaître que vos réactions « instinctives » ne sont pas toujours représentatives de qui vous voulez être en tant que mère. L'objectif ultime sera de répondre le mieux possible aux besoins de votre enfant, et c'est en vous connaissant mieux que vous pourrez comprendre pourquoi celui-ci déclenche certaines réactions chez vous.

EXERCICE : Une plongée dans mon histoire

Pour vous aider à plonger dans l'exploration de votre histoire, voici quelques questions qui guideront vos réflexions et auxquelles vous pouvez répondre dans votre journal !

- **Quels sont les souvenirs les plus marquants de votre enfance ?**
- **Selon vous, quelles sont les plus grandes forces de vos parents ? Y a-t-il quelque chose que vous admirez chez eux ?**
- **Selon vous, quelles sont les plus grandes faiblesses de vos parents ? Y a-t-il quelque chose que vous souhaitez à tout prix éviter de faire comme eux ?**
- **Qu'est-ce qui a caractérisé votre enfance et votre rapport à vos parents et que vous souhaitez reproduire avec votre enfant ?**
- **Qu'est-ce qui vous a déçue ou irritée dans votre lien avec vos parents et que vous souhaitez ne pas reproduire avec votre enfant ?**

QUAND LE PASSÉ CÔTOIE LE FUTUR

Peut-être avez-vous remarqué, dès les premières semaines de votre grossesse, que vous pensiez plus fréquemment à votre enfance. Peut-être aussi avez-vous ressenti le désir de vous rapprocher de vos parents, d'en savoir plus sur eux, sur vous. Certaines revivent et ressentent les événements du passé de manière relativement peu douloureuse, alors que d'autres en sont réellement chamboulées. Quoi qu'il en soit, la grossesse lance à chacune une invitation à aller à la rencontre de soi.

> **« J'ai toujours eu l'impression de ne pas avoir de souvenirs de mon enfance, mais, depuis que je suis enceinte, j'ai des flash-back et, tout à coup, je me souviens de beaucoup de détails. »**
>
> — Maude

Chacun d'entre nous a mis au point des mécanismes de défense qui l'aident à contenir sa fragilité, ses faiblesses et ultimement à assurer son équilibre. Durant la grossesse, ces mécanismes psychologiques ont tendance à devenir plus souples. Tous les changements que vous vivez sur le plan psychologique et identitaire vous amènent à vous redéfinir en tant que personne. Ce faisant, les mécanismes psychologiques qui ont jusqu'ici été très efficaces se redéfinissent également. Cela accroît souvent l'état de vulnérabilité et de fragilité dans lequel vous pouvez vous trouver, un peu comme si votre personnalité n'avait plus de garde du corps. Inutile de préciser que cela peut devenir un terrain (très) fertile pour l'insécurité, l'incompréhension et les sautes d'humeur qui viennent avec ! Cela dit, cette grande sensibilité et le fait de se sentir plus fragile favorisent un repli sur vous-même et est donc propice à cette réflexion sur votre passé et cette exploration de qui vous êtes. Cela vous pousse aussi à vouloir soudainement demander de l'aide aux autres. Enceinte, vous ressentez probablement davantage le besoin d'être accompagnée et protégée, ce qui vous amène à solliciter le soutien de votre partenaire, de vos amies... ou de votre psy !

Certaines femmes sont surprises de constater à quel point leurs émotions sont à vif ; leurs réflexions, plus profondes et plus touchantes. Évidemment, sur le plan physique, les changements hormonaux sont en partie responsables de cette émotivité, mais il ne faut surtout pas négliger le côté psychologique de l'affaire. Le changement identitaire peut être tellement exigeant que l'ajustement des repères internes qu'il nécessite devient plus difficile à faire dans le laps de temps relativement court qu'est la grossesse.

LA DÉLICATE TRANSITION VERS LA PARENTALITÉ

En repensant à leur enfance, à leur adolescence ou à leur relation actuelle avec leurs parents, plusieurs femmes ressentent de manière générale des émotions positives et une acceptation du passé, même si celui-ci n'est pas rose sur toute la ligne. Lorsque ce sont plutôt des sentiments négatifs qui surgissent, cela peut engendrer certaines inquiétudes : « Comment pourrais-je être une bonne mère si je n'ai pas eu de bons modèles ? »

> **« Ma mère, c'est mon modèle, autant comme femme que comme maman. Je lui dois beaucoup pour toutes les valeurs qu'elle m'a transmises, son soutien et son amour. C'est mon héritage le plus précieux et je souhaite aujourd'hui le transmettre à mon bébé. »**
>
> — Cynthia

Le bagage familial

Votre bagage familial teinte la façon dont vous abordez la grossesse et la maternité. En psychologie périnatale, le concept de parentalité, comme les conflits dont elle peut être porteuse, met en lumière un processus à partir duquel votre propre expérience avec vos parents influence vos perceptions, votre disponibilité à l'égard de votre bébé, votre estime en tant que parent et l'image que vous construisez de votre enfant. Au fond, cela met en lumière votre bagage personnel.

Le bagage soutenant: Est-ce que vos souvenirs d'enfance sont remplis de moments où vous vous sentiez aimée par vos parents? Si oui, il est fort probable que votre transition vers la parentalité demeure dans le registre de la «normalité». Vos parents vous ont fait sentir leur amour tout en maintenant autour de vous un cadre bienveillant. Vous avez donc intégré un modèle parental équilibré entre chaleur et encadrement. Cette identification positive à vos parents favorise votre empathie envers eux; peut-être n'ont-ils pas été parfaits, mais vous ressentez certainement qu'ils vous ont nourrie affectivement. Au cours de la grossesse, l'image projetée de votre bébé devient le prolongement de ce vécu avec vos figures significatives. Celui-ci s'inscrit déjà en quelque sorte dans une lignée d'individus aimants et intéressants. Vous n'avez aucun problème à penser que votre bébé pourrait ressembler à vos parents physiquement ou encore avoir une personnalité proche de la leur. À l'aube de devenir mère, il est particulièrement réconfortant d'envisager que son enfant fasse partie d'une continuité familiale positive; c'est même la base pour ensuite lui permettre de se différencier. Votre enfant viendra au monde avec ses forces et ses faiblesses, et, malgré les temps difficiles, tout comme vos parents, vous concevez que vous serez en mesure de l'aimer et de l'encadrer.

Le bagage idéalisé : Dans d'autres cas, une idéalisation de ses propres parents peut rendre la transition vers la parentalité plus conflictuelle. De façon plutôt contraignante, lorsqu'on idéalise nos propres parents, on nourrit un besoin que l'enfant à venir ait certaines de leurs caractéristiques. Si c'est votre cas, inconsciemment, vous risquez de projeter de manière rigide vos figures parentales sur votre bébé. En tant que mère, vous pourriez être tentée de vouloir assumer un rôle de parent parfait et reproduire un modèle rêvé. Vous pourriez aussi chercher à imposer cette position à votre enfant en désirant qu'il soit également sans faille. Il est possible que, selon votre perception, votre enfant se doive d'être parfait pour vous confirmer que vous êtes une mère idéale. La difficulté réside dans le fait que vous serez constamment confrontée à la réalité qui ne peut correspondre à cet idéal. Ainsi, si votre bébé vous semble imparfait, vous pourriez l'interpréter comme si cela était votre faute. Il faut préciser ici que vos figures parentales n'ont pas nécessairement été des modèles idéaux et, donc, qu'il est plutôt ici question de vos perceptions.

Le bagage trop lourd : Le deuil et la culpabilité peuvent mener à des conflits de la parentalité. Vous pourriez avoir eu des parents qui ont mal rempli leur rôle de guide, par exemple parce qu'ils étaient dépressifs. Peut-être avez-vous ressenti du rejet, de l'abandon, ou le sentiment d'être privée de leur amour. Il est possible que, face à de telles figures parentales, vous ayez cru dans votre enfance que vous étiez la cause de leur état ou de leur attitude. D'ailleurs, si ce vécu n'est pas résolu, vous pourriez avoir tendance à reproduire cette position de repli sur vous-même ou encore à toujours porter en vous cet enfant victime. Vous risquez d'être plus sensible aux réactions de votre enfant, de les interpréter comme du rejet ou d'avoir l'impression qu'il ne vous aime pas. Ainsi, vous pourriez interpréter inconsciemment les pleurs du bébé davantage comme une revendication ou une attaque de sa part comme s'il disait : « C'est de ta faute si je ne me sens pas bien. » Cette interprétation pourrait vous faire revivre le sentiment d'être démunie, comme vos parents vous l'ont fait ressentir. Cette relation, porteuse de votre passé, complique alors votre propre transition vers la parentalité.

Le bagage traumatisant : Dans des cas plus difficiles, vos parents peuvent avoir laissé des souvenirs vous rappelant que vous ne vous sentiez pas aimée. Peut-être vous ont-ils fait croire que vous preniez trop de place, que vous les embêtiez ou demandiez trop. Ils ne vous ont pas assez nourrie d'amour. Cette image rigide de vous, en plus d'être fausse (aucun enfant ne devrait porter cette image de soi !), rend peut-être problématique la venue de votre bébé, parce que de la colère et de la tristesse risquent de teinter vos actions et votre relation avec lui. Face à l'absence d'un modèle parental rempli d'amour et devant un passé trop lourd à porter, la maternité peut être très confrontante. Certaines femmes peuvent alors devenir distantes, hostiles, voire agressives avec leur enfant. Si vous sentez que c'est votre cas, une psychothérapie ou un appel à un service d'aide sociale peut beaucoup vous aider avant la naissance de l'enfant pour mieux vivre votre relation avec lui.

Encore une fois ici, rassurez-vous, même si votre bagage contient des éléments négatifs, cela n'indique pas que vous serez une mauvaise mère pour l'enfant que vous portez. Au contraire, peut-être cela vous permettra-t-il de tout faire pour qu'il ne vive pas ce que vous avez vécu. Au-delà de votre héritage émotionnel, c'est aussi ce que vous en avez fait qui compte. Prendre conscience des forces et des faiblesses de vos parents vous aide à vous en affranchir, tout comme le fait d'avoir choisi un conjoint ou une conjointe qui correspondait au modèle de famille que vous espérez pour vous-même et pour vos enfants.

ET SI ON SE PARLAIT ?

Il peut parfois être tentant de dire qu'il ne suffira pas, pour être un bon parent, de faire le contraire de ce que vous reprochez aux vôtres. Toutefois, cela peut être un combat épuisant de constamment rester dans le « ne pas » ou encore de traîner une amertume à l'égard de ses parents et de son passé. Porter ce poids émotif dès la grossesse peut influencer votre disponibilité émotionnelle en tant que parent. Accepter, réfléchir, donner un sens à son passé ne veut pas dire passer l'éponge sur tout, ni tout revendiquer. C'est plutôt une tentative de se dégager d'une partie du stress, de la tristesse, de la colère, de la culpabilité ou des grands questionnements qui peuvent être associés à son vécu.

Il arrive souvent que des femmes enceintes soient confrontées à ce registre d'émotions et qu'elles se sentent prises avec ce fardeau. Parfois, elles n'osent pas en parler à leur partenaire de peur de l'embêter ou encore elles ne souhaitent pas dévoiler leurs émotions, entre autres en raison de leur style d'attachement. Elles en révèlent uniquement des petits bouts, et font de même avec leurs amis, mais sans toutefois se sentir assez à l'aise pour en parler en profondeur. Si vous vous trouvez dans cette situation, vous pourriez vous sentir doublement isolée avec vos problèmes. Non seulement vous n'arrivez pas à comprendre votre passé, mais en plus, en gardant pour vous seule ce bout de votre vie, vous n'obtenez pas le soutien des autres.

En réfléchissant à votre passé, peut-être réaliserez-vous qu'il manque une partie à votre histoire. Qui étaient vos parents ? Quel genre de vie ont-ils vécu ? Quelle éducation ont-ils reçue ? Comment étaient leurs parents à eux ? Si vous en avez la possibilité, posez-leur des questions ! En découvrant leur histoire, vous en apprendrez plus sur vous ! Cela peut également être une occasion d'obtenir certaines réponses qui vous permettront de réparer certaines blessures en vous.

Tout le monde a souffert, à un moment ou à un autre, de ne pas avoir des parents « parfaits », ou du moins perçus comme idéaux. Il y a, bien sûr, un temps pour être en colère et se laisser le droit d'être déçu. Mais s'il existe un beau défi, surtout dans la transition vers la parentalité, c'est d'accepter que la perfection n'existe pas. Vos parents ont fait du mieux qu'ils ont pu avec leur propre bagage, leurs doutes, leurs failles et leur relation avec leurs propres parents. Il peut être très intéressant pour vous maintenant d'analyser ce qui, dans leur histoire, explique leurs défaillances. Basculer de l'accusation à la compréhension, c'est un cadeau que vous vous faites pour mieux construire votre propre vie et votre propre famille.

EXERCICE : Pour vous, de moi

Faites l'exercice d'écrire une lettre à vos parents. Exprimez-leur vos joies, mais également vos déceptions face à votre enfance. Décrivez-leur vos craintes de petite fille, mais dites-leur aussi ce que vous appréciez d'eux. Rédigez cette lettre sans filtre, car elle demeurera votre secret. Elle vous permettra d'écrire tout ce que vous auriez voulu leur dire. Elle peut vous permettre de revisiter des moments dont vous auriez voulu discuter avec eux, alors que vous n'avez pas pu ou osé le faire.

CHAPITRE 3

Il y a de l'amour dans l'air

Se préparer pour la venue d'un bébé, ça met un couple à l'épreuve. Peut-être pas tous les couples, mais le nôtre du moins. Quand le stress a pris le dessus sur nos discussions, on s'est tournés vers un psy. Ça nous prenait un coup de main avant que le bébé arrive. Ça nous a permis de reprendre contact avec notre couple et de le solidifier pour mieux se préparer à notre future vie de famille.

— Alice

ET LA VIE DE COUPLE DANS TOUT ÇA ?

La vie de couple n'est pas toujours facile durant une grossesse. C'est d'ailleurs un sujet qui prend souvent beaucoup de place dans les psychothérapies. Non seulement vous subissez de nombreux changements corporels et identitaires, mais votre partenaire vit également son lot d'émotions. Voir sa compagne se transformer, constater sa vulnérabilité et se retrouver parfois dans une position d'impuissance sont des exemples de changements auxquels votre partenaire devra faire face. Comme vous, il ou elle doit se questionner sur son existence en tant que parent en devenir, sur ses capacités parentales et sur ses désirs en lien avec la famille.

Pour toutes ces raisons, et parce que la maternité est un processus complexe, les couples réagissent de différentes façons pendant la grossesse. Certains voient leur union se solidifier, alors que d'autres sentent une distance s'installer petit à petit. Parfois, ces deux mouvements sont présents en alternance au cours de ces quarante semaines. Plusieurs études suggèrent que la satisfaction conjugale est associée à la santé physique de la mère pendant la grossesse et même à celle du bébé dans sa première année de vie. Comme quoi, la relation qui existe entre les partenaires est primordiale à tous les niveaux et il faut s'y attarder !

Le bien-être de votre couple aura bien évidemment des répercussions sur votre santé psychologique, mais également sur votre rôle de mère. C'est entre autres ce lien avec votre partenaire qui peut influencer la relation que vous établirez avec votre nouveau-né. Un conjoint ou une conjointe qui s'intéresse à vous, à votre grossesse, qui cherche à alléger votre charge mentale, ménagère, voire professionnelle, favorise votre bien-être, notamment parce que vous êtes en mesure de prendre soin de vous, de vous concentrer sur ce que vous vivez et de vous rendre disponible pour ce bébé à venir. En revanche, si vous vivez une relation conflictuelle avec votre partenaire pendant la grossesse, cela peut vous occasionner beaucoup de stress au quotidien. Le manque de soutien au sein du couple peut amener la future maman à sous-investir sa relation avec son bébé à la naissance parce qu'elle sera trop préoccupée par sa relation conjugale défaillante ou, à l'inverse, à surinvestir le lien avec son enfant. Dans ce dernier cas, le bébé peut plutôt servir d'échappatoire, ce qui constitue une bien grosse tâche pour un si petit être.

MAIS QU'EST-CE QUI NOUS ARRIVE ?

D'abord, il est important de comprendre pourquoi devenir parent peut être si intense pour le couple. Parce qu'il ne faut pas se le cacher, ça l'est ! La maternité et la paternité peuvent être vécues différemment, tant de façon positive que négative. Ce qui est certain, cependant, c'est que cela fait vivre beaucoup d'émotions. Pourquoi ? Parce qu'accueillir un bébé bouscule inévitablement une foule de choses !

> **« Je n'ose pas parler à mon mari. J'ai l'impression que ça va l'embêter. Il est vraiment stressé avec son travail et toute la pression que ça lui fait subir. Il est moins à l'écoute de mes problèmes et de ce que la grossesse me fait vivre. On dirait que ça me déprime de le savoir si loin de moi émotionnellement. »**
>
> — Mireille

Premièrement, la venue d'un bébé changera la nature de votre bulle. Avant l'arrivée de votre enfant, votre partenaire et vous êtes intimement relié(e)s dans un système constitué de deux éléments uniquement. Dans cette perspective, lorsque quelque chose touche un des éléments, cela agit aussi sur l'autre. Vous avez probablement expérimenté cela mille fois déjà. Par exemple, votre partenaire change d'emploi et cela lui cause du stress. Tout à coup, vous êtes également plus irritable et plus sensible. Pourtant, ce n'est pas vous qui vivez ce changement ! Mais parce que vous faites partie de ce système avec votre conjoint ou conjointe, vous êtes nécessairement affectée par ce qu'il ou elle vit. Même chose lorsqu'un des partenaires fait une dépression, qu'il éprouve des difficultés avec sa propre famille ou qu'il a des ennuis de santé. Évidemment (et heureusement, sinon cela deviendrait vite lourd !), le même phénomène se produit lors des événements heureux. Si un des éléments du système va bien, alors il est plus susceptible d'influencer positivement l'autre ou, du moins, il est plus disponible pour le soutenir.

Lorsque vous passerez d'une dynamique à deux à une dynamique à trois, votre système se complexifiera. Dans un contexte conjugal, on trouve trois sous-systèmes : vous, votre partenaire et la relation qui vous unit. Quand votre bébé arrivera, vous en compterez plutôt sept ! Vous, votre partenaire, votre bébé, mais aussi le lien du couple, le lien mère-enfant, le lien entre le deuxième parent et le bébé et, enfin, le lien familial qui unit les trois individus. Ouf ! Votre couple peut souffrir de cette complexité à l'arrivée du bébé. Mobilisés auprès de l'enfant et des relations qui tournent autour de lui, vous pourriez sans le vouloir négliger le lien qui vous unit comme couple. Certains oublient même qu'il est là ! Pourtant, il existe et il est précieux ! Si chaque individu va bien, alors la relation de couple a plus de chances d'être saine, tout comme la dynamique familiale.

Dans le cas d'une grossesse non planifiée, le poids de l'arrivée d'un bébé peut être un défi pour votre couple. En effet, si cela impose des changements prématurés au système conjugal, il est possible qu'une tension s'installe graduellement et crée une distance autant entre les deux partenaires qu'entre l'enfant et ses parents. Il est donc important de maintenir un pont de communication dans votre couple et, surtout, d'essayer de suivre un rythme suffisamment doux et bienveillant pour vous aider à apprivoiser tout ce qui vous arrive.

EXERCICE : Toi et moi, tous les mois

Pour maintenir la place de votre couple, faites une liste d'activités que vous aimez bien faire avec votre partenaire. Faites-en une par mois d'ici votre accouchement. Après votre accouchement, reprenez cette liste et tentez de planifier quelques activités dans la première année de vie de votre bébé.

QUEL GENRE DE COUPLE ÊTES-VOUS ?

Êtes-vous amoureuse? L'étiez-vous avant d'être enceinte? Grandes questions, n'est-ce pas? Pour tenter de mieux y répondre, regardons de près ce qu'est l'amour. Évidemment, il n'y a pas de réponse claire et unique, mais une des théories les plus populaires sur l'amour est celle du psychologue américain Robert Sternberg, qui présente un modèle dans lequel trois éléments importants définissent ce sentiment : l'intimité, la passion et l'engagement.

> **« J'ai la sensation d'avoir perdu mon amoureux. On était un couple tellement fusionnel, on partageait absolument tout ensemble, on se disait tout aussi… Je pensais que la grossesse allait nous souder plus que jamais, mais… on dirait qu'elle nous éloigne… »**
>
> — Caroline

L'**intimité** est la composante émotionnelle de la proximité. Elle se traduit par la confiance que vous ressentez dans votre relation avec l'autre. L'intimité est ce qui vous donne la capacité de vous afficher devant votre partenaire avec votre masque de beauté sur le visage, une haleine douteuse ou un vieux t-shirt troué des années 1990.

La **passion**, elle, est faite d'attrait et de désir sexuel. C'est le feu, l'étincelle qui est si forte dans les débuts d'un couple.

Finalement, l'**engagement** est le facteur le plus «réfléchi» de l'amour. Il traduit la décision de s'impliquer dans une relation amoureuse et de la maintenir au fil du temps.

Chaque couple montre des degrés plus ou moins élevés de chaque composante. Par exemple, lorsqu'une relation de couple se définit principalement par de l'intimité, on parle d'une forme d'amour proche de l'amitié. Dans les cas où il n'y aurait que de l'engagement, il serait plutôt question de partenariat ou d'«amour vide» comme dans les mariages arrangés. En revanche, quand c'est la passion qui prend toute la place, on est plutôt dans le registre du coup de foudre, qui peut disparaître aussi vite qu'il est arrivé. Le véritable amour romantique serait, lui, formé de passion et d'intimité, mais sans garantie d'engagement. Ce sont en général les couples qui ont un fort désir sexuel, se perdent dans les yeux l'un de l'autre, passent énormément de temps ensemble et disent ressentir une forte connexion. Ne leur demandez pas par contre s'ils pensent emménager ensemble un jour; ils n'en sont pas là. Parfois même, leur relation n'est pas exclusive.

La complicité est composée d'intimité et d'engagement, ce qui est souvent le cas des gens en couple depuis plusieurs années et dont la passion s'est atténuée. L'amour admiratif, lui, définit plutôt une relation faite de passion et d'engagement, mais où l'intimité ne s'est jamais véritablement développée. En d'autres mots, c'est lorsque l'engagement est motivé seulement par la passion. On peut penser à certains mariages célébrés à la hâte à Las Vegas, par exemple. Finalement, l'amour dit « accompli » inclut les trois composantes de base et constituerait le rapport idéal d'amour de façon théorique. Ce sont les partenaires qui, après de nombreuses années, se sentent toujours connectés émotionnellement et répondent aussi mutuellement à leurs besoins sexuels et romantiques. Évidemment, l'engagement est bien présent dans ce type d'union.

TYPE D'AMOUR	COMPOSANTES
Amour amitié	Intimité
Amour partenariat	Engagement
Amour coup de foudre	Passion
Amour romantique	Intimité Passion
Amour complicité	Intimité Engagement
Amour admiratif	Engagement Passion
Amour accompli	Intimité Engagement Passion

Si l'amour accompli est difficile à obtenir, il est encore plus dur à maintenir ! Bien entendu, chaque couple passe par plusieurs de ces formes d'amour dans sa vie commune. Ainsi, l'important n'est pas de toujours en rechercher la forme idéale, mais plutôt d'en être au même stade, au même moment. C'est la compatibilité qui est importante.

Au cours de votre grossesse, vous et votre partenaire pouvez changer ; votre amour aussi. L'arrivée imminente d'un bébé peut vous forcer à réfléchir à l'amour que vous ressentez l'un ou l'une pour l'autre. Par exemple, si vous avez peu développé la sphère d'intimité en tant que couple, vous pourriez réaliser que vous vous sentez peu comprise ou soutenue pendant votre grossesse. Un couple complice a de bonnes chances d'être satisfait de sa relation durant la grossesse, mais de se questionner en remarquant que la surplanification liée à la naissance le fait souffrir d'un manque de passion. Si vous sentez en ce moment que votre couple est chamboulé, c'est peut-être parce qu'il y a eu un changement dans le type d'amour qui vous lie à votre partenaire. Une première étape consiste à déterminer dans quel registre votre couple évoluait avant votre grossesse et à définir si cela vous convenait. Que cette réponse soit positive ou négative, réfléchissez à votre situation actuelle. Vous convient-elle maintenant ? Quelles sont les sphères de votre amour que vous investissez le plus ? Si certaines sont négligées, peut-être est-il temps de prêter plus d'attention à ce qui manque à votre couple.

PISTE DE RÉFLEXION

Dans quel genre de couple êtes-vous ? Avez-vous observé des changements dans votre relation depuis le début de votre grossesse ? Si oui, lesquels ?

Qu'attendez-vous de votre partenaire pendant votre grossesse en matière d'intimité, de passion et d'engagement ?

Ces réponses vous aideront à amorcer une discussion honnête et sincère avec votre partenaire.

CE QUI VOUS RATTACHE PENDANT LA TEMPÊTE

Pour plusieurs couples, ce n'est pas le mariage ou l'achat d'une maison qui correspond à un engagement véritable, mais bien l'arrivée d'un bébé. Même si ce n'est pas toujours le cas, ce petit être représente la promesse qu'un couple se fait d'être uni pour veiller à son bien-être. Cela dit, tous les partenaires n'ont pas le même degré d'engagement l'un envers l'autre. Mais alors, qu'est-ce qui détermine la solidité d'un couple ?

D'abord, il y a le **volet affectif**, soit le degré d'attachement présent entre les deux personnes. Avez-vous le sentiment d'évoluer en étant connectée émotivement à votre partenaire ou, au contraire, avez-vous plutôt l'impression que vos vies se déroulent sur des voies parallèles ?

« J'ai mis une de mes plus belles robes et je suis sortie avec mon homme, comme avant. On a pris le temps de discuter, de rire et de pleurer pendant la soirée. J'étais tellement bien. Je retrouvais mon mari et, lui, il retrouvait la femme dont il était tombé amoureux.
Ce soir-là, nous n'étions plus de futurs parents. Nos conversations ne tournaient pas autour de la planification de la venue du bébé. Nous étions centrés sur nous, sur notre couple qui est à la base de tout. »

— Marie-France

Ensuite, il y a le **volet cognitif (réfléchi)** de l'engagement. On parle alors de l'orientation à long terme ou, en d'autres mots, de la manière dont vous projetez votre relation dans le futur. Par exemple, si vous envisagez déjà vos plans de retraite ensemble, votre vision commune de cette vie à deux favorise votre engagement. Cela risque de ne pas être le cas si vous traversez des remises en question importantes par rapport à l'avenir de votre couple. Évidemment, aucun couple n'est à l'abri d'une séparation. Toutefois, il y a une nuance entre croire que cela est possible pour tous les couples et sentir que cela est une forte possibilité précisément pour le vôtre.

L'engagement comporte en outre un **volet motivationnel**, qui renvoie à la volonté de chacun de persévérer dans les moments plus difficiles. Certaines personnes ont tendance à exprimer leur insatisfaction en lançant des phrases comme celle-ci : « Toi et moi, ça ne marche pas. Ça ne marchera jamais, on est trop différents. » Si c'est votre cas, vous parlez peut-être ainsi pour interpeller plus sérieusement votre partenaire. De telles phrases peuvent aussi donner l'impression que celui qui les dit ne croit pas en l'avenir de son couple. Elles risquent donc de fragiliser la confiance de votre partenaire à l'égard de l'engagement qui prévaut véritablement dans votre couple. Le type d'engagement que les partenaires entretiennent l'un envers l'autre parle également du genre de couple qu'ils forment. Alors que vous êtes à l'aube de plonger la tête la première dans la maternité, il peut être très intéressant de comprendre quelle est la nature du vôtre.

Les couples centrés sur eux-mêmes : Pour eux, une soirée idéale consiste à écouter des séries télé pendant des heures, collé(e)s l'un ou l'une contre l'autre. Ici, le simple fait de passer du temps ensemble et d'avoir des loisirs communs est un motivateur suffisamment fort pour favoriser un engagement. Les membres de ces couples sont généralement plus pondérés dans leurs décisions communes et plus enclins à se concentrer sur leurs besoins mutuels avant de penser à ceux qui les entourent. Ils sont généralement plus satisfaits sur le plan conjugal que les autres.

Si vous formez ce genre de couple avec votre partenaire, il est fort probable qu'au cours de la grossesse, vous ayez plus de facilité à parler de ce que vous ressentez tous ou toutes les deux et de vos besoins respectifs. Vous pourriez aussi souffrir moins que d'autres types de couples des ajustements sociaux que commandent habituellement la grossesse et la parentalité (sorties moins fréquentes, inconforts physiques qui limitent les activités, etc.), et ce, parce que l'engagement se trouvant à la base de votre couple repose sur une chimie qui vous soutient.

Les couples conflictuels : C'est précisément pour ces couples que Facebook a inventé le statut « C'est compliqué ». Ce sont aussi ceux qui nous font souvent nous demander, de l'extérieur, comment ils tiennent le coup. Dans ce cas-ci, le degré d'engagement que les partenaires ont l'un envers l'autre est très variable selon les périodes. De telles variations ne sont pas nécessairement négatives si on considère que ces couples utilisent leurs conflits pour prendre des décisions conjugales, évoluer et traverser les crises. Une dispute à propos de la couleur à mettre sur les murs de la chambre de bébé peut dégénérer en petite guerre, mais, avec du recul, les partenaires arriveront à trouver une solution dans un compromis satisfaisant pour les deux, ou encore l'un cédera pour faire plaisir à l'autre. À partir des conflits, chacun apprend à mieux s'ajuster à la personnalité de l'autre... en prévision de la prochaine dispute. Les couples conflictuels ne courent pas plus de risques de se séparer que les autres, car ils savent utiliser leur dynamique interne. Ils se connaissent et respectent suffisamment leurs limites pour que les conflits ne prennent pas des proportions démesurées pour eux.

Si votre couple ressemble à cela, durant la grossesse ou la transition vers la parentalité, il est fort possible que (comme d'habitude) votre quotidien soit ponctué de phrases-chocs et de soubresauts. Évidemment, cette dynamique peut être épuisante et même à la longue fragiliser votre couple. En cours de grossesse, le défi le plus intéressant sera de tenter de travailler sur votre communication pour instaurer un climat familial sécurisant grâce auquel vous pourrez par la suite devenir des modèles positifs pour votre enfant.

Les couples sociaux: Ces couples adorent passer du temps avec leurs amis. D'ailleurs, ce sont souvent des amis que les deux partenaires ont en commun, et la forte dynamique sociale dans laquelle ils baignent facilite les liens conjugaux du couple. Ici, les partenaires sont des amis à la base et cela joue énormément sur leur bonheur à long terme. Ils passent plus de temps ensemble, même si c'est habituellement en groupe, et ces moments sont en général agréables. Cette situation favorise l'ambiance positive et festive qui définit beaucoup de ces couples.

Si cela vous parle, c'est sûrement que votre couple utilise l'amitié comme ancrage conjugal et que votre vie sociale occupe une part importante dans vos décisions de couple. Déménager en banlieue pour le bébé ? Peut-être pas si cela menace de réduire les moments entre amis ! Un gros voyage de rêve était prévu en groupe pour le quarantième anniversaire de votre ami commun ? Peut-être avez-vous remis le projet de concevoir un bébé au retour, histoire de bien profiter des soirées arrosées ! Selon les contextes, la grossesse peut être plus difficile pour les couples comme le vôtre, étant donné que vous devrez espacer les sorties pour un temps et réduire les moments passés avec vos amis. Vous risquez d'être obligés de partager plus d'intimité à deux et certains peuvent être un peu mal à l'aise dans cette zone, ou du moins s'ennuyer plus facilement. En prévision de cela, il sera particulièrement pertinent pour vous de rencontrer de futurs parents ou d'approfondir vos liens avec les amis que vous avez déjà et qui seront sur le même genre de rythme familial que vous. Votre bonne humeur, votre engagement et votre bonheur au quotidien en seront probablement augmentés !

Les couples dramatiques : Malheureusement, ce sont les couples qui risquent le plus de se séparer. D'abord, il y a peu de connexion entre les deux partenaires et ils ne cherchent pas nécessairement à passer du temps ensemble. Aussi, ils utilisent leurs expériences négatives ou des éléments décourageants au sein du couple pour prendre leurs décisions. Par exemple, un partenaire ramène, à chaque dispute, *touuuuuutes* les fautes de l'autre et les difficultés qu'ils ont traversées dans le passé pour justifier le fait qu'ils devraient faire chacun leur route. C'est aussi le genre de partenaires qui pourrait dire : « Ça ne sert à rien de faire une activité ensemble. De toute façon, on n'aime jamais les mêmes choses. » Ces couples ont tendance à accorder peu d'importance aux moments positifs qu'ils vivent. Contrairement aux couples conflictuels, les couples dramatiques n'ont pas un niveau d'engagement très stable et, du fait que l'aspect motivationnel est moins présent, ils sont moins enclins à essayer de demeurer unis. Il suffit souvent d'un petit événement négatif pour amener un des partenaires à voir l'ensemble de la relation comme insatisfaisante et, du même coup, à abandonner le navire.

Si vous avez l'impression de vivre dans un couple dramatique, il est fort possible que votre union soit encore plus perturbée par la venue d'un enfant. Comme un bébé arrive avec son lot de difficultés et de défis à surmonter, l'engagement aide le couple à accueillir l'expérience intense qu'est la parentalité. C'est toutefois ce qui est plus fragile dans le vôtre. Pour vous aider à vous concentrer sur les forces de votre couple d'ici à votre accouchement, notez tous les jours sur un bout de papier un point positif de votre union. Par exemple, une phrase douce que votre partenaire vous a dite, un rire complice que vous avez partagé ou une discussion calme et réconfortante que vous avez eue ensemble. Mettez les morceaux de papier dans une boîte et, dans les moments de crise, parcourez-les. Cela pourrait vous encourager à passer au travers des conflits. S'il vous semble impossible de trouver des éléments encourageants, alors peut-être avez-vous besoin d'une thérapie de couple pour mieux comprendre ce qui se passe entre vous.

Évidemment, dans la réalité, ces catégories ne sont pas aussi strictement définies. Chaque individu et chaque couple est différent et peut même, au fil du temps, changer de type. Toutefois, alors que vous vous apprêtez à accueillir votre enfant, il peut être très intéressant pour vous d'essayer de mieux comprendre votre environnement conjugal. Si votre grossesse vous apporte une certaine charge d'insatisfaction par rapport à votre couple ou si vous avez actuellement des doutes sur son avenir, tentez de voir s'il n'y a pas des raisons toutes simples qui pourraient expliquer (du moins en partie) la baisse de votre engagement. Êtes-vous trop coupée de votre réseau social ? Trouvez-vous que les périodes de passion sont devenues trop rares dans votre couple à cause des conflits que vous traversez ? Êtes-vous plus sensible pendant la grossesse aux opinions parfois tranchées de votre partenaire ? Vous sentez-vous suffisamment en sécurité dans votre couple ? Comment croyez-vous que votre bébé changera votre couple et votre partenaire ? Réfléchir à qui vous êtes en tant que couple avant la venue de votre enfant peut vous aider à mieux comprendre vos mécanismes en période pré et postnatale. Cela vous permettra de trouver des solutions ou de cibler le type d'aide dont vous pourriez avoir besoin.

Peut-être aussi êtes-vous cette femme de nature anxieuse qui a l'habitude d'en faire énormément pour son conjoint ou sa conjointe. Cette fameuse charge mentale qui vous suit augmente lourdement vos angoisses au quotidien. En prenant conscience que vous êtes naturellement portée à en faire beaucoup pour votre couple et que cela a des effets négatifs sur vous, vous serez plus vigilante face à ce piège. La prise de conscience est une étape fondamentale pour le changement. Bien entendu, il sera d'abord inconfortable, voire déstabilisant, de faire les choses différement. Changer est un défi ! Mais cela peut en valoir le coup ! En vous allégeant de certaines responsabilités de couple, vous vous armez pour ne pas vous sentir submergée à la venue de bébé. Du moins, vous libérerez une place mentale pour mieux vivre votre transition vers la maternité. Vous comprenez probablement, en lisant ces lignes, que vous devez vous accorder davantage de temps pendant que votre partenaire prend en charge certaines tâches ou activités qui se trouvent sur votre liste de choses à faire !

EXERCICE : La ligne de notre histoire

Sur une feuille, tracez une ligne de vie représentant votre histoire de couple. Le but de cet exercice est de repasser tous les moments marquants depuis que vous vous connaissez et d'exprimer vos émotions. Commencez votre ligne à gauche de la feuille et tracez-la vers la droite. Comme vos émotions, cette ligne sera en mouvement. Vous y trouverez donc des pics ascendants, des creux, des spirales, des nœuds, des zigzags serrés pour représenter une période en dents de scie, bref, n'importe quel symbole permettant d'imager les moments de couple qui ont été importants pour vous. Lorsque vous avez terminé, relevez ce qui semble principalement se dégager de votre dessin. Pourquoi ne pas faire faire l'exercice à votre partenaire également ? Il peut être intéressant de comparer vos lignes et de discuter de votre parcours ensemble.

CHAPITRE 4

Mais qu'est-ce qui arrive à mon corps ?

Les premières semaines de ma grossesse, comme je ne sentais pas mon bébé bouger, c'est comme si j'oubliais que j'étais enceinte. Parfois, j'avais seulement l'impression d'être grosse. C'est à la première échographie que j'ai réalisé que nous étions véritablement deux et on dirait que ça m'a réconciliée avec ma prise de poids.

— Gabrielle

L'IDÉAL CORPOREL

Vous avez certainement déjà réfléchi à plusieurs reprises à votre corps en changement. Si vous en êtes toujours à votre premier trimestre, vous avez peut-être prié les dieux pour qu'ils vous épargnent les vergetures ou encore vous vous êtes imaginée avec un beau ventre bien rond et un teint particulièrement lumineux. Pourtant, le caractère imprévisible de la grossesse vous amènera sûrement à constater que les changements corporels auxquels vous faites face se contrôlent moins bien que vous ne le pensiez. Parfois, il vous faudra bien reconnaître que les crèmes, les huiles et autres produits ne sont pas toujours efficaces et que vos hormones ont plus d'effets que vous ne l'auriez souhaité sur votre apparence.

Le contexte socioculturel et les idéaux qui y sont véhiculés influencent beaucoup l'image du corps que vous désirez avoir. Même si l'idéal de minceur est assoupli pour les femmes pendant la grossesse, les sociétés occidentales valorisent davantage la femme enceinte qui garde une silhouette mince doublée d'une belle rondeur au niveau du ventre. D'ailleurs, il ne faut pas chercher bien loin pour remarquer l'attrait pour les comptes Instagram qui mettent en vedette les *fitness moms*. Ces publications permettent certes d'informer les femmes enceintes, de les inspirer et de leur montrer une des nombreuses facettes de la grossesse, mais cela laisse aussi croire à certaines d'entre elles que les changements corporels sont principalement liés à la motivation et aux efforts, ce qui n'est pas toujours le cas. Les hormones et les inconforts physiques tels que les nausées et les maux de dos, ainsi que d'autres situations incapacitantes, comme le fait d'avoir une grossesse à risque, peuvent grandement influencer votre apparence. Si, par exemple, vous avez une santé précaire pendant votre grossesse, il est possible que cela vous empêche de faire de l'exercice physique.

Votre entourage détermine également votre idéal corporel. Si vous avez des amies qui vous rappellent constamment que vous devriez faire attention à ce que vous mangez parce que vous n'arriverez pas à perdre le poids gagné pendant votre grossesse, vous pourriez être plus vigilante en ce qui concerne votre apparence physique. Même si elles se veulent inoffensives, certaines de ces remarques peuvent s'avérer très blessantes, affecter l'image que vous avez de vous-même, vous faire douter de votre apparence, voire en avoir honte. Cela sera d'autant plus le cas si votre estime de vous-même est faible. C'est tout le contraire lorsqu'un conjoint ou une conjointe prend le temps de vous souligner que vous êtes belle et attirante avec ce corps qui porte la vie et qu'il ou elle accueille avec enthousiasme les changements qui s'opèrent dans votre corps. Ce type de discours est plus favorable à une perception positive du corps pendant la grossesse, même s'il n'empêche personne de se sentir moche une fois de temps en temps.

Lorsqu'on parle de la manière dont vous classez et évaluez votre corps, on fait référence à votre *corps perçu*. Est-ce que votre perception vous amène à vous considérer comme trop maigre ? Juste bien ? Trop grosse ? Il est important ici de souligner que votre perception ne concorde pas nécessairement avec la façon dont votre entourage vous voit. Ainsi, toute votre famille pourrait trouver que vous avez une allure extraordinaire, alors que vous êtes exaspérée par vos nouvelles rondeurs.

Avant d'être enceinte, vous aviez peut-être un idéal corporel que vous nourrissiez en vous imaginant resplendissante et au meilleur de vous-même. C'est l'**écart** entre votre idéal corporel et votre perception de votre corps qui fait naître une insatisfaction en vous. Certaines femmes enceintes sont attachées à cette image rêvée d'elles enceintes et sont surprises de vivre des changements corporels de manière impuissante. Cela peut susciter de la déprime, de l'anxiété, une faible estime de soi ou, dans des cas plus complexes, l'exacerbation de troubles alimentaires.

Quoi qu'il en soit, il est intéressant de réfléchir à ce que ce corps en changement représente pour vous. Quelle est votre attitude face à cette prise de poids et à ce qui en découle? Prenons comme exemple vos rendez-vous médicaux. Avez-vous tendance à stresser avant d'y aller? Ressentez-vous de la peur, de la gêne ou de la honte au moment de la pesée? Avez-vous tendance à vous peser entre les rendez-vous parce que vous êtes inquiète de votre prise de poids ? Toutes ces réponses peuvent vous indiquer si, à ce stade-ci, votre satisfaction corporelle vous préoccupe plus que vous ne le pensiez. Le petit exercice qui suit peut vous aider à mieux déterminer où vous en êtes.

EXERCICE : Mon corps et moi

Lorsque vous pensez à votre corps dans son état actuel, que ressentez-vous ? Cochez dans la liste suivante toutes les affirmations qui vous concernent.

- ☐ Je suis généralement satisfaite de mon corps
- ☐ Je suis à l'aise de montrer mon corps en public
- ☐ Depuis que je suis enceinte, ce que je pense de mon corps est de plus en plus positif
- ☐ Je me sens bien lors des relations sexuelles
- ☐ J'évite de me comparer aux autres
- ☐ J'aime me regarder dans le miroir
- ☐ Je ressens de la honte
- ☐ Je ressens de la culpabilité
- ☐ Je ressens de l'anxiété
- ☐ J'ai tendance à m'isoler
- ☐ Je suis dégoûtée par mes nouvelles formes
- ☐ Je suis en colère de subir des changements corporels
- ☐ J'ai peur du rejet, je crains que mon conjoint ne me trouve plus attirante

☐ De façon générale, je n'envie pas le corps des autres	☐ J'arrive en retard au travail ou à l'école parce que ma nouvelle routine beauté du matin me prend plus de temps
☐ Je ressens de l'amour pour mon corps	☐ J'ai peur d'être ridiculisée
☐ Je suis à l'aise d'accomplir des activités centrées sur le corps (par exemple la nage ou la gymnastique)	☐ Je suis mal à l'aise quand on prend des photos
☐ J'accepte ma prise de poids	

Si vous avez coché plusieurs réponses dans la liste de gauche et peu dans celle de droite, votre perception corporelle est certainement positive. En revanche, si vous avez coché plusieurs des réponses négatives et peu de positives, vous réalisez peut-être que votre apparence commence à être une préoccupation trop importante. Il est peut-être temps pour vous d'en parler à votre médecin ou à votre sage-femme. Ils peuvent vous rassurer quant à vos changements corporels ou encore vous guider vers des ressources professionnelles. Dans tous les cas, sachez qu'il est normal pour toutes les femmes d'avoir ce genre de préoccupations. Vous n'êtes pas seule.

L'IMAGE CORPORELLE AU FIL DES TRIMESTRES

Ne pas se sentir bien dans son corps est une étape de la grossesse qui peut parfois être très difficile à accepter. Permettez-vous de l'exprimer clairement, en sachant que cela n'enlève rien à toutes les choses positives que vous vivez grâce à cette grossesse. Certaines femmes se sentent coupables d'être ambivalentes quant à ce que la grossesse leur fait vivre sur le plan émotionnel. Pourtant, si ce corps physique est en changement intensif, il est bien normal que cela affecte également votre état intérieur ! Plusieurs femmes, avant la grossesse, sous-estiment l'effet des nausées quotidiennes, par exemple. Or, ce désagrément physique peut influencer votre façon de vivre et de voir votre grossesse. Il est possible que ce que vous aviez imaginé si beau et doux devienne parfois plutôt repoussant et épuisant. Vos perceptions peuvent même changer constamment au cours des trimestres.

> **Je me suis sentie énorme très tôt dans la grossesse. Au début, tout le monde me disait que c'était normal et que je m'habituerais. Pourtant, ça ne s'est jamais arrangé. À trois mois, j'avais déjà l'impression de déborder de partout. À cinq mois, je trouvais mon ventre terriblement encombrant. Aujourd'hui, à trente-sept semaines, je n'arrive même plus à trouver une position confortable, que ce soit le jour ou la nuit !**
>
> — Marie-Ève

PISTE DE RÉFLEXION

Quels changements corporels, pendant ou après la grossesse, appréhendez-vous le plus et pourquoi ?

Le premier trimestre

Vous sentez probablement que votre soutien-gorge n'est plus aussi confortable et qu'il devient un peu plus difficile pour vous de boutonner votre jean préféré. Bref, il est clair que la vie s'installe en vous. Pourtant, aux yeux des autres, votre apparence ne parle pas clairement de la grossesse. Malgré la subtilité de ces changements, certaines femmes se sentent moches et mal dans leur corps, alors que d'autres ressentent de la fierté face à leurs nouvelles courbes. En général, pendant le premier trimestre, vous surveillez avec une grande vigilance votre corps et les moindres symptômes qui pourraient indiquer une fausse couche. Ainsi, parce que votre grossesse est peu visible et qu'il peut vous arriver de douter de ce que l'avenir vous réserve, il est parfois difficile, durant ces premiers mois, de concevoir ce qui grandit en vous. Vous pouvez même vous surprendre, par moments, à oublier que vous êtes enceinte. Ainsi, vous risquez de vous concentrer sur l'effet que ces changements ont sur votre corps sans prendre conscience que cela se produit aussi dans l'optique du développement de celui de votre bébé. Par exemple, vous pensez : «J'en ai tellement marre d'avoir des nausées ! » et non : «Youpi ! Voilà la confirmation que mon bébé fait son nid ! » C'est donc encore principalement votre corps à vous qui est mis au premier plan dans vos réflexions.

Le deuxième trimestre

C'est au cours du deuxième trimestre que s'ajoutent à l'attente les premiers petits mouvements que vous sentez en vous. Il devient plus clair que votre corps n'est plus seulement le vôtre, mais bien un espace partagé. D'ailleurs, votre bébé s'amuse bien à vous le rappeler. Si vous portez un petit *athlète*, c'est même à se demander si ce ventre vous appartient encore ! À ce stade-ci, votre corps parle pour lui-même. Il devient de plus en plus apparent pour les autres que vous êtes enceinte. Cela tombe bien car, comme les risques de fausse couche diminuent au deuxième trimestre, votre corps s'affirme et se présente aux autres comme une sorte d'annonce officielle. Généralement, la prise de poids et les changements corporels se font plus rapidement durant le deuxième trimestre.

Vous pourriez aussi éprouver un certain vertige en constatant que vous avez encore peu de contrôle sur votre corps à ce stade. Vous tentez peut-être d'être plus vigilante par rapport à ce que vous mangez et aux activités physiques que vous pratiquez. Des questions concernant la notion de « normalité corporelle » s'installent et, face à un corps qui change et qui prend une allure toute nouvelle, le doute face à ce que vous faites, ce que vous vivez et ressentez peut être un peu plus présent. C'est dans ces moments que vos amies de confiance qui sont passées par là ou certains groupes de futures mamans en ligne sont d'une aide précieuse. Elles peuvent vous transmettre leur expérience et représenter, chacune à leur manière, une part de cette diversité corporelle propre à la grossesse.

Durant le deuxième trimestre, les préoccupations physiques à propos du bébé sont plus présentes : « Maintenant que mon bébé est bien accroché, est-ce que je peux dormir sur le ventre ? » Ou encore : « Est-ce que mon ventre grossit suffisamment pour faire de la place au bébé ? » À la vue de ce corps qui prend forme, vous pouvez traverser une multitude d'états : la joie, le dégoût, la peur, la tristesse, la frustration, la surprise, la fierté et l'incompréhension. La première étape pour apprendre à apprivoiser votre corps consiste d'ailleurs à reconnaître toutes les émotions que vous portez à l'intérieur de vous. Ainsi, quelle est l'image que vous avez de vous actuellement? Correspond-elle à l'idéal corporel que vous aviez de vous quand vous vous imaginiez enceinte? Si non, que pensez-vous de vous et quelles émotions ressentez-vous lorsque vous songez à votre apparence?

EXERCICE : Face au miroir

Un exercice pratique peut vous aider à visualiser ces questions. Récupérez deux ou trois magazines que vous avez déjà lus ou dont quelqu'un souhaite se débarrasser. Choisissez des revues contenant différents types d'images et de contenus. Prenez le temps de regarder votre corps tout entier dans un miroir. Tel un scan, observez-en chaque partie en détail. Vous pouvez faire cet exercice nue ou habillée selon votre degré de confort. À quoi pensez-vous? Qu'est-ce que ce corps vous dit de vous? Représentez cette image mentale de votre physique en découpant des images dans les magazines et en les collant sur une feuille blanche. Une fois ce collage terminé, réfléchissez à ce qui en ressort le plus. Inscrivez derrière la feuille: « Quand je vois mon corps à la ixième semaine, je pense à... » Refaites cet exercice après votre trente-septième semaine et notez les différences. Qu'en déduisez-vous? Avez-vous appris à apprivoiser votre corps au fil de la grossesse? Vous sentiez-vous mieux dans votre peau au début ou vers la fin de la grossesse?

Le troisième trimestre

Le troisième trimestre est encore riche en ambivalences. Une partie de vous est soulagée à la perspective de retrouver vos repères corporels d'avant. Une autre pourrait être nostalgique à l'idée de ne plus, sous peu, ressentir ce petit corps qui s'agitait à l'intérieur de vous. Cela n'empêche pas que vous pourriez appréhender de ne plus reconnaître ce corps qui aura certainement changé d'une façon ou d'une autre.

Durant le dernier trimestre, votre corps se prépare à l'accouchement; il est donc placé nez à nez avec l'inconnu. Même si vos préoccupations corporelles peuvent toujours être bien présentes, vous pensez plus fréquemment à ce qui va se passer après l'accouchement. Comment se déroulera la rencontre avec le bébé? À qui ressemblera-t-il? Comment s'amorcera le congé parental? Bref, l'entrée imminente dans votre rôle de mère peut vous amener à réfléchir davantage à ce changement identitaire qu'aux changements corporels qui vous ont habités plus intensément pendant quelques mois, et c'est bien ainsi!

Pendant que vous vous concentrez sur ces réflexions, les professionnels de la santé, eux, s'intéressent davantage à ce petit être auquel ils ont de plus en plus facilement accès. On parle toujours de votre corps, mais il est plus souvent question du sien. D'ailleurs, vos rendez-vous médicaux sont plus rapprochés pour donner la priorité au corps de votre bébé qu'on peut observer et évaluer de plus en plus régulièrement. Vous remarquez que votre entourage est aussi plus porté à le mettre en avant et que même si vous n'êtes toujours qu'un physiquement, le terrain est prêt pour faire place à deux êtres distincts. Par exemple, plutôt que de vous dire: «J'ai hâte que ton bébé arrive», votre mère pourrait lui lancer directement : « Allez, Thomas, sors de là ! J'ai hâte de te prendre dans mes bras ! »

CORPS À CORPS

Il est intéressant de parler de votre sexualité pendant votre grossesse. La manière dont vous vous sentez dans votre corps a inévitablement des répercussions sur votre désir sexuel. Certains couples peuvent éprouver de la frustration face à ce changement ou, au contraire, vivre une réelle période de passion sexuelle. Dans certains cas, c'est tout cela à la fois, mais à des moments différents. L'important est de respecter votre rythme et votre corps. Face à ce lot de changements tant physiques que psychologiques, des invitations trop pressantes à faire l'amour pourraient vous faire vivre d'autant plus d'émotions négatives. Il est possible que votre partenaire ne réalise pas à quel point ces changements corporels modifient votre désir et votre disponibilité sexuelle, alors n'hésitez pas à le lui faire savoir clairement. Lorsque votre partenaire montre et exprime son désir, il laisse entendre que vous êtes belle et attirante. En revanche, s'il est distant ou montre du désintérêt, vous pourriez plutôt avoir plus de difficulté à accepter ce nouveau corps. Lui parler de l'effet qu'il a sur l'image de vous-même et de votre sexualité peut s'avérer bénéfique pour qu'il ajuste le tir.

La grossesse peut être un moment propice pour découvrir d'autres façons de répondre à votre besoin d'intimité physique. Certains couples misent sur les relations sexuelles complètes, alors qu'il peut être nécessaire, en cours de grossesse, de faire place à d'autres formes de contacts amoureux pour s'ajuster tant à la réalité de la femme enceinte qu'à celle de son partenaire. Oubliez cette notion de performance qui laisse croire qu'un couple heureux doit exprimer sa sexualité d'une seule façon. Un bain chaud où sont échangés des caresses, des regards et d'autres tendresses peut être suffisamment érotisant pour satisfaire certains couples. Pour d'autres, de doux moments d'intimité où un simple corps à corps permet de toucher délicatement toutes les parties du corps qui paraissent séduisantes sont parfaits. Le fait de prendre le temps d'apprécier la présence de l'autre peut vous amener à vous découvrir d'une autre façon pour favoriser et investir une intimité malgré les creux possibles de libido pendant la grossesse. Souvent, le temps et l'adaptation au corps sont vos meilleurs alliés. Les ressources en sexologie ou divers produits érotiques peuvent être de bonnes avenues à considérer également.

> **« J'avoue que je suis plus fatiguée en fin de soirée, mais ça ne change rien au désir que j'ai pour le corps de mon compagnon. Lui, il adore mon nouveau ventre qui est plus rebondi. J'ai découvert que j'avais un gros frein à ma libido par contre : si je sens un petit mouvement du bébé pendant qu'on fait l'amour, ça me gèle d'un coup. »**
>
> — Marjorie

De la même façon que votre partenaire se doit de respecter et de comprendre vos limites, vous devrez aussi considérer les siennes, alors écoutez-vous, écoutez votre corps, écoutez votre couple. En parlant tous les deux de vos besoins, de vos désirs, de vos valeurs et de vos limites, vous saurez mieux vous ajuster l'un à l'autre, et ce, à travers tous les stades de votre grossesse.

CHAPITRE 5

Stress pas stress, j'y vais !

Peu importe le type de personne qu'on est, un jour ou l'autre, on finit par vivre au moins un petit moment de stress pendant une première grossesse. C'est tellement d'inconnu ! En plus, il faut se présenter à plein de rendez-vous, manger santé et suivre des cours prénataux ! Ce n'est pas reposant d'être enceinte dans notre société aux standards trop élevés.

— Florence

ANTICIPER, ENCORE ET TOUJOURS

À quoi va ressembler mon bébé ? Sera-t-il en bonne santé ? Mon accouchement sera-t-il très douloureux ? Vais-je retrouver mon corps d'avant ? Dès que vous avez su que vous étiez enceinte, et souvent même avant, un mécanisme psychologique bien précis s'est enclenché : l'anticipation. Ce réflexe de tenter de prévoir ou encore de supposer ce qui va nous arriver est tout à fait naturel. Pour survivre, l'humain est d'ailleurs programmé pour anticiper, puisque cela lui permet notamment de se préparer à affronter d'éventuels dangers et, surtout, de s'en protéger. En d'autres mots, l'humain essaie de prévoir ce qui pourrait se présenter à lui comme une menace pour mieux parer aux situations stressantes. Non seulement ce processus d'anticipation est naturel, mais il est sain et est présent chez tous les parents. C'est une façon de se représenter en images mentales les divers scénarios possibles, d'imaginer les moments à venir. Toutefois, une anticipation saine doit permettre une certaine ouverture à l'imprévisible, et plusieurs futures mamans ont davantage de difficulté à accepter l'incertitude. Est-ce votre cas ? Quel est votre niveau de tolérance face à l'inconnu ?

Avoir un enfant peut être certes angoissant. Toutefois, il est important de chercher un équilibre vous permettant de vous maintenir dans le domaine de l'adaptation, au lieu de basculer dans la rigidité. Lorsque c'est le cas, vous avez tendance à éprouver davantage d'anxiété face à votre grossesse et, à la longue, cela peut devenir lourd à vivre.

EXERCICE : Dans ma tête

Tracez le contour de votre tête sur une feuille en prenant tout l'espace. Dessinez symboliquement et spontanément ce qui se trouve à l'intérieur. Représentez le tout par des couleurs, des formes et des mots. Lorsque vous aurez terminé, observez votre dessin et écrivez vos réactions. Qu'est-ce que cette illustration interpelle chez vous ? Vous pouvez refaire cet exercice à plusieurs reprises dans des moments plus stressants.

LE STRESS, UNE RÉACTION NORMALE

Dans les dernières années, le stress a été démonisé et présenté comme étant un élément à bannir de la vie des femmes enceintes. En fait, à en croire certaines informations, les femmes qui vivent du stress au cours de leur grossesse pourraient accoucher d'un enfant à huit bras et qui serait profondément traumatisé jusqu'à ses quatre-vingt-dix-huit ans. C'est à peine exagéré. Le stress n'est pas toujours un ennemi, bien au contraire, et il constitue une réaction physiologique tout à fait normale chez l'être humain. Il est nécessaire et il nous est impossible de le supprimer totalement. Bien entendu, les sources de stress sont extrêmement variées et très différentes pour chacun. Cela dit, dans tous les cas, si cette réaction physique s'enclenche chez vous, c'est que vous sentez que vous avez perdu le contrôle d'une situation, que ce que vous vivez est imprévisible et vous déstabilise, que vous vous trouvez en terrain inconnu, ou que vous doutez de vos compétences dans cette situation. Plus ces impressions sont présentes et intenses, plus vous serez portée à ressentir du stress.

Tout le monde s'entend pour dire que le stress élevé et chronique est néfaste pour le bien-être tant physique que psychologique d'une personne, enceinte ou non. Cet effet se multiplie lorsque plusieurs facteurs stressants, tels que des ennuis financiers, un faible réseau social, un emploi précaire ou une relation de couple conflictuelle, sont réunis.

Des recherches ont montré que le cortisol (l'hormone du stress) qui est sécrété par une femme enceinte peut être transmis à son bébé. On sait aussi maintenant que le stress prénatal peut avoir des répercussions physiques, comme un faible poids à la naissance, et psychologiques, comme des problèmes de comportement. Avez-vous ressenti une petite panique en lisant cette phrase ? Stop ! Les études cherchent surtout à sensibiliser la société et les femmes qui ne réalisent pas toujours à quel point ce qu'elles vivent peut effectivement être très stressant et qu'elles, et leur entourage, doivent prendre soin d'elles pour éviter un stress qui pourrait devenir trop lourd à supporter. Cela dit, il faut préciser que quand on parle de stress excessif susceptible de laisser des séquelles au bébé, il n'est pas question du type de stress qu'on peut ressentir par exemple lorsqu'on a un examen important le lendemain. Le stress qui est potentiellement dommageable pour la mère et son bébé est généralement un stress chronique, comme celui que provoque le développement d'une grossesse dans un contexte de pauvreté, ou encore un stress aigu, qui résulte d'un événement soudain mais de forte intensité, telle la mort d'un proche ou d'un conjoint.

Malheureusement, même si la grossesse est un événement heureux, elle ne protège personne des aléas de la vie. Il ne faut pas se cacher que certaines femmes qui portent la vie traversent aussi une séparation, un deuil ou une perte d'emploi. C'est dans ces moments stressants que l'implication des gens de l'entourage, proches et moins proches, est primordiale. Si vous vous trouvez dans une situation difficile pendant votre grossesse, faites appel à votre famille, à vos amis, aux organismes communautaires de votre quartier et aux services de votre région pour qu'ils vous aident à réduire le poids que vous avez sur les épaules. Évidemment, cela ne réglera pas tout, mais cela pourra tout de même vous permettre d'avoir plus d'énergie physique et psychologique pour vous et votre bébé !

ENCORE UN RENDEZ-VOUS ?

Dans un contexte de périnatalité, plusieurs éléments associés à votre grossesse, à votre accouchement ou encore à votre rôle de mère peuvent vous paraître angoissants. Peut-être avez-vous peur que l'accouchement soit douloureux, qu'un imprévu survienne, que votre bébé meure ou qu'il souffre d'un handicap quelconque. Ces craintes sont-elles doublées d'inquiétudes que vous entretenez sur le plan personnel ou à l'égard de votre couple ?

> **« J'ai tellement peur qu'on m'annonce un quelconque problème lors de mes suivis que je ne peux me résoudre à y aller seule. Si je ne suis pas accompagnée de mon compagnon, j'y vais avec une amie, pour m'aider à rationaliser si on m'apprend une mauvaise nouvelle. »**
>
> — Léa

Les rendez-vous médicaux sont des moments d'anticipation qui peuvent être angoissants pour certaines. L'examen de la clarté nucale l'est souvent, car il peut se solder par l'annonce d'un diagnostic de maladie ou encore de mort *in utero*. Avant même de vous rendre à votre rendez-vous, vous vous mettrez peut-être à réfléchir aux différents résultats possibles, aux actions à accomplir « en cas de », et si, et si ! Au moment de l'échographie morphologique, votre esprit pourrait encore s'emballer. « Est-ce que mon bébé va bien ? », « Est-ce que tout est bien en place ? », « Et si son cœur ne battait plus ? »

Malgré l'inquiétude qu'ils génèrent parfois, les rendez-vous médicaux n'en demeurent pas moins importants. Les examens vous aident à vous représenter ce petit être qui a bel et bien son propre corps et sa propre existence. Car même si ce bébé grandit en vous, vous ne faites pas qu'un ! De plus, les échographies peuvent justement vous aider à soulager vos angoisses quant à la santé et au développement de votre enfant. Bref, ces moments peuvent créer beaucoup d'ambivalence en vous faisant vivre de la peur et de l'excitation... en même temps. N'hésitez pas à demander à une personne de votre entourage de vous accompagner à ces rendez-vous. Cela peut vous aider à décompresser avant, à vous sentir soutenue pendant et à évacuer la tension après. Si ce n'est pas possible, alors trouvez quelqu'un qui sera disponible pour un appel téléphonique ou vidéo !

Il faut savoir que, souvent, le simple fait d'anticiper une situation suffit à libérer les hormones du stress, d'où l'importance d'apprendre à extérioriser les émotions que vous ressentez pour vous permettre de vous concentrer afin de rester dans le « ici et maintenant ». En d'autres mots, il est nécessaire, pour bien traverser les moments difficiles, de prendre les choses un jour à la fois plutôt que de trop angoisser en pensant aux étapes à venir. Mettre votre énergie sur les éléments sur lesquels vous avez plus de contrôle, et délaisser ceux de votre vie sur lesquels vous en avez moins, peut également vous aider à diminuer votre stress.

Si vous ressentez beaucoup de stress, apprendre à focaliser vos pensées sur autre chose que la source de ce stress peut vous aider. Par exemple, dans la salle d'attente du médecin, si vous vous sentez stressée, faites une liste de tous les prénoms qui vous viennent à l'esprit pour chacune des lettres de l'alphabet. Quand vous occupez vos pensées ainsi, votre attention est moins portée sur l'angoisse de l'attente, et le calme peut alors reprendre du terrain. En plus, cela peut vous aider à trouver un prénom pour votre bébé !

À défaut de pouvoir contrôler tout ce qui vous entoure, en vous ancrant en vous, vous pourrez reprendre en quelque sorte une partie du pouvoir sur votre corps. Votre monde intérieur vous revient de droit. Exprimez vos besoins et vos émotions à ceux qui vous entourent, y compris les intervenants médicaux lorsque c'est possible. Dites-leur ce qui vous rassure. C'est grâce à cette honnêteté qu'ils pourront s'ajuster à vous et à votre réalité.

PISTE DE RÉFLEXION

Face aux diagnostics possibles que vous recevrez, quel est le pire scénario que vous pourriez imaginer ? Pourquoi vous effrait-il ?

LES GROSSESSES À RISQUE

Si vous avez une grossesse à risque, votre degré d'angoisse peut être beaucoup plus élevé que celui de la majorité des femmes enceintes. Non seulement vos rendez-vous médicaux sont généralement plus rapprochés, donc votre niveau de stress plus facilement maintenu, mais souvent plusieurs facteurs influencent grandement votre santé psychologique au cours de votre grossesse. Par exemple, votre sentiment d'impuissance face à la santé de votre bébé et votre incompréhension des démarches médicales peuvent vous faire vivre des montagnes russes d'émotions. Entre deux petites victoires ou nouvelles positives, vous pourriez également connaître de grands découragements, voire des périodes de dépression ou d'anxiété.

La prise en charge dont vous bénéficierez aura aussi une incidence sur vos émotions. Évidemment, le soutien reçu, autant de la part de l'équipe médicale que de votre entourage, est un facteur des plus importants pour faire diminuer vos inquiétudes, dans la mesure du possible. Peut-être avez-vous l'impression que votre corps ne vous appartient plus face aux investigations médicales et que le branle-bas de combat qui se déroule autour de vous vous étourdit. Pourtant, vous le voulez, votre bébé ! Vous pourriez vous sentir coupable de ne pas apprécier votre grossesse et de tout simplement souhaiter qu'elle finisse au plus vite. C'est souvent un travail ardu que d'accepter les émotions négatives ressenties durant la grossesse et le fait que le processus puisse effectivement être déplaisant, même si un beau bébé est la conclusion de tout cela.

Les périodes d'hospitalisation, l'isolement et les inconforts physiques peuvent miner l'humeur des femmes qui les subissent. Certaines oublient parfois que, même si l'objectif ultime est leur santé et celle de leur bébé, cela ne doit pas à être au détriment de leur ressenti face à la grossesse. Vous avez tout à fait le droit d'être heureuse, excitée, soulagée, fâchée, triste ou déçue de ce que vous vivez. Toutes vos émotions sont légitimes et n'ont pas nécessairement un lien avec votre désir d'enfant. Permettez-vous de les vivre !

Les femmes qui ont une grossesse à risque sont généralement prises au dépourvu devant le décalage qui existe entre ce qu'elles avaient imaginé et ce qu'elles vivent réellement. Sans compter qu'il n'y a pas toujours de réponses satisfaisantes à leurs nombreuses questions. C'est dans ces moments qu'il devient encore plus évident que chaque grossesse est unique et que la science a ses limites. Cette constatation peut être bien frustrante et engendrer un sentiment de perte de contrôle et d'imprévisibilité, qui peut accroître le sentiment d'angoisse.

STRESSÉE UN JOUR, STRESSÉE TOUJOURS ?

Comme toutes les femmes, vous éprouvez un certain stress pendant la grossesse. Les angoisses les plus communes sont liées au déroulement de la grossesse en soi (complications médicales, diagnostic de handicap physique ou psychologique, peur de perdre le bébé), à l'accouchement (peur de la douleur ou de la perte de contrôle), à l'hospitalisation et au rôle de mère (peur de l'incompétence ou des changements dans la vie personnelle). Les changements corporels font aussi partie des préoccupations fréquemment rapportées par les femmes enceintes. Cela dit, certaines femmes ont toujours eu une nature anxieuse, souvent même depuis qu'elles sont toutes jeunes. Ainsi, la grossesse ne vient pas nécessairement augmenter leur niveau d'angoisse, mais tout simplement changer la source des inquiétudes. Par exemple, si vous vous faisiez du souci auparavant au sujet de votre environnement de travail ou de vos projets personnels, vos préoccupations pendant la grossesse se porteront plutôt sur le développement du bébé ou la meilleure façon de gérer la douleur de l'accouchement.

> **« J'ai des tonnes de choses à faire avant d'accoucher : trouver la meilleure poussette, remplir mon congélateur de plats préparés, apprendre la méthode Bonapace, préparer mon plan de naissance et penser à la façon dont je vais gérer mon retour au travail, car ça me stresse vraiment. Ah ! J'oubliais, il y a aussi les décorations à fabriquer pour la chambre du bébé. »**
>
> — Manuela

Il n'est pas rare qu'à son arrivée, le bébé devienne le sujet d'angoisse numéro un : son poids, ses gestes, ses petits problèmes de santé, ses poussées dentaires, sa stimulation, son sommeil, son développement moteur, alouette ! Une aide psychologique peut être utile lorsque cette anxiété est présente depuis toujours, mais des exercices de relaxation ou de respiration peuvent vous aider au quotidien à diminuer les symptômes anxieux.

EXERCICE :

Promis, je respire !

Voici un petit exercice de respiration tout simple, mais qui pourra vous aider à reprendre votre calme.

Fermez la bouche et inspirez tranquillement par le nez en comptant intérieurement jusqu'à 4. Retenez votre respiration en comptant jusqu'à 7. Expirez bruyamment par la bouche en comptant jusqu'à 8. Refaites cette séquence trois fois.

EXERCICE : Et si je me libérais l'esprit ?

Pour se libérer du stress, il faut parfois tout simplement veiller à se libérer l'esprit. Dans cette optique, faites d'abord la liste de ce que vous aimeriez accomplir avant la venue de votre bébé. Classez ensuite chaque élément de votre liste dans l'une des trois catégories suivantes :

1) Ce qui est important
2) Ce qui peut attendre
3) Ce qui peut être délégué

En sortant cette liste de votre tête, vous pourrez non seulement vous libérer d'une charge mentale, mais également mobiliser votre entourage pour éviter de porter seule tout le poids des responsabilités liées à l'arrivée de votre enfant.

LES STRATÉGIES DE GESTION DU STRESS

Si vous êtes de nature anxieuse et que vous désirez diminuer votre stress, sachez que la grossesse peut être un bon moment pour faire une prise de conscience et travailler sur votre mieux-être. De façon générale, deux grands types de mécanismes permettent de mieux s'ajuster au stress, soit les stratégies centrées sur les solutions et celles centrées sur les émotions.

Les stratégies centrées sur les solutions

Lorsqu'on met en place une stratégie centrée sur les solutions, c'est la source du problème lui-même qu'on vise directement.

Par exemple, si votre mère a le don de vous stresser en vous parlant de ce que vous devriez faire avant que bébé arrive, vous pourriez décider de l'appeler ou de la voir moins souvent pour réduire la fréquence de ces moments stressants. Le recours à l'information (lectures diverses, cours prénataux, achat d'un appareil permettant de surveiller le cœur du bébé, etc.) est aussi considéré comme une stratégie centrée sur les solutions. En essayant de comprendre, en d'autres mots, de vous reposer sur des concepts tangibles et contrôlables, vous parviendrez fort probablement à diminuer votre anxiété. Cela dit, attention à la surinformation qui peut également avoir l'effet pervers de jeter de l'huile sur le feu en maintenant ou en augmentant votre anxiété.

Par nature, l'humain aime sentir qu'il a une certaine maîtrise sur sa vie et il en oublie parfois qu'une de ses plus grandes forces est sa capacité à s'adapter. C'est parfois lorsque vous ne vous faites pas suffisamment confiance face à l'inconnu que vous cherchez trop à contrôler... l'incontrôlable.

Les stratégies centrées sur les émotions

Dans le cas des stratégies centrées sur les émotions, la perception du contrôle sur la situation est moins élevée que lorsqu'on agit directement sur les solutions. Autrement dit, comme vous savez que vous avez peu de contrôle sur la situation, vous cherchez plutôt à réguler vos émotions. Vous ne vous concentrez pas sur l'environnement, mais sur vous-même. Il est possible, par exemple, que la perspective de votre accouchement génère chez vous beaucoup de stress. Pourtant, vous ne pouvez pas mettre votre grossesse sur pause et, comme vous ne possédez pas de boule de cristal, vous ne pouvez pas non plus savoir comment l'accouchement se déroulera. Dans ce cas-ci, c'est le travail que vous accomplissez pour réduire vos émotions négatives liées à l'événement stressant qui pourra énormément vous aider. Vous devez regarder votre besoin d'être rassurée et votre recherche de réconfort, et apprendre à exprimer vos émotions.

Que ce soit auprès d'un groupe de futures mamans en ligne, de gens de votre entourage ou en établissant des relations de confiance avec des intervenants en périnatalité (sages-femmes, médecins, infirmières, accompagnantes à la naissance, psychologues, travailleurs sociaux, etc.), trouvez une oreille attentive et empathique pouvant partager vos inquiétudes. Parlez-lui dans les moments difficiles, mais également dans ceux qui sont positifs. Cela peut vous faire un bien fou ! Si vous vous investissez dans une relation avec une personne qui vous soutient et prenez le temps de vous ouvrir, celle-ci pourra mieux vous connaître. Elle saura trouver les mots pour vous rassurer en cas de besoin. L'apprentissage du fameux lâcher-prise peut être aussi particulièrement utile. Apprendre à accepter qu'on ne peut pas tout contrôler et à tolérer une part d'inconnu aide à diminuer le degré de stress. Si vous êtes de nature anxieuse, les stratégies centrées sur les émotions vous seront très bénéfiques, étant donné que les stratégies centrées sur les solutions peuvent augmenter votre angoisse. L'idéal est d'être à la fois rassurée sur ce qui se passe pendant votre grossesse (stratégie centrée sur les solutions) dans un contexte bienveillant qui permet de développer une relation soutenante avec un professionnel de la santé (stratégie centrée sur les émotions).

Voici quelques outils concrets qui pourraient vous être utiles pendant la grossesse :

Parlez et analysez : Des séances de travail thérapeutique peuvent vous aider à déterminer et à comprendre ce qui se produit en vous lorsque vous angoissez, que ce soit sur le plan de vos émotions ou de vos pensées. Est-ce que c'est une attitude que vous avez développée, comme votre exigence envers vous-même, qui contribue à votre anxiété? Quels sont les facteurs qui la maintiennent? Quelles sont les pensées erronées qui vous stressent? Cette étape peut vous permettre de mieux prévoir vos réactions et donc de reprendre le contrôle sur votre anxiété. Lorsqu'on se connaît mieux, on se donne une chance de mieux réagir.

Faites sortir le trop-plein : Certaines personnes anxieuses ont tendance à retenir à l'intérieur d'elles-mêmes toutes leurs pulsions. Chanter à tue-tête, faire du sport ou danser peut aider à évacuer cette boule d'angoisse. L'activité physique s'avère fort efficace pour diminuer l'anxiété sur le plan hormonal.

Inspirez, expirez : La respiration joue assurément un rôle de réducteur de stress. La respiration abdominale étire le diaphragme. Par ce simple fait, les hormones du stress se calment. Plus vous avancez dans votre grossesse, plus votre respiration risque de devenir difficile. Il est donc important de la travailler. Cela vous sera également utile après votre accouchement. Aussi, certaines applications sur votre téléphone intelligent peuvent vous apprendre à mieux contrôler votre respiration, où que vous soyez. Par exemple, des exercices de cohérence cardiaque peuvent générer un bien-être psychologique.

Ouvrez-vous : Nous avons déjà parlé des bienfaits que peut vous procurer le fait de partager vos émotions avec une personne disponible. Toutefois, il y a peut-être peu de personnes dans votre entourage qui peuvent remplir ce rôle ou bien il n'est pas facile pour vous de le leur demander. Dans ce cas, tenir un journal intime est une belle façon de faire sortir la vapeur !

On se colle, on se câline, on sourit : Ça semble un peu trop simple, et pourtant ! Se blottir bien au chaud dans les bras de son amoureux ou de son amoureuse, faire un câlin à une personne de confiance et sourire (même si cela demande parfois un effort au départ) semble aider à diminuer le stress. Encore une fois, cela ne règle pas tout, mais cela ne fait certainement pas de mal, alors pourquoi pas ?

Misez sur le sommeil : Si vous avez de la difficulté à vous endormir ou à demeurer endormie pendant la nuit, pourquoi ne pas y remédier dès maintenant ? Le manque de sommeil augmente votre niveau de stress. Prenez le temps d'établir une bonne hygiène de sommeil pour favoriser de bonnes nuits. Par exemple, évitez les écrans au moins une heure avant le moment où vous voudriez vous endormir, créez un environnement calme pour votre coucher et prenez un bon bain chaud pour relâcher les tensions dans votre corps.

PISTE DE RÉFLEXION

Quand vous êtes stressée, pensez à :

- **faire un câlin**
- **prendre un bon bain**
- **écouter de la musique**
- **lire un roman**
- **marcher**
- **faire des exercices de relaxation**
- **parler à quelqu'un**
- **dessiner ou faire de la peinture**
- **vous faire plaisir en faisant des choses que vous aimez par-dessus tout !**

Dans le flot d'informations qui se trouvent sur le Web et sur les tablettes des libraires (y compris dans ce livre !), et que vous donnent les experts et les gens de votre entourage, rappelez-vous que vous pouvez vous faire confiance. Cette grossesse, personne ne la vit ou ne la ressent comme vous. Vous en êtes l'experte ! Il est bien de faire le tour des opinions, de réfléchir aux suggestions qui vous sont faites, mais, au bout du compte, n'oubliez jamais de vous mettre en avant également.

CHAPITRE 6

Dis-moi qui tu es, je te dirai comment tu materneras

S'il y a une chose que j'ai apprise depuis que je suis maman, c'est que ce n'est pas moi qui décide. Oh que non! Tout a été tellement différent des plans que je m'étais faits, et j'ai perdu beaucoup d'énergie à essayer de gérer l'incontrôlable. Ma nature compétitive et performante m'a nui.

— Myriam

LA FEMME QUE VOUS ÊTES

Tout comme votre bébé en construction, vous avez une personnalité qui vous est propre. Votre fonctionnement psychologique détermine en partie votre façon de réagir à ce que vous vivez à l'intérieur de vous (vos émotions) et à ce qui vous entoure (votre environnement et votre entourage). Mais qui êtes-vous? Quatre mots si simples et qui forment pourtant une question si complexe lorsqu'ils sont mis ensemble! Êtes-vous de nature anxieuse? Chaleureuse? Perfectionniste? Sensible?

Les professionnels de la santé font le point sur votre santé physique pendant votre grossesse, mais qu'en est-il de votre santé psychologique? Avez-vous vécu des événements émotionnellement marquants dans votre vie? Ressentez-vous parfois de l'anxiété? Avez-vous des moments de déprime ou des difficultés à vous adapter à certaines situations? Certaines mères ont parfois peur de transmettre à leur enfant ce qu'elles perçoivent comme une faiblesse psychologique. Ce qu'il ne faut pas oublier, toutefois, c'est que votre histoire est aussi une force et que de poser un regard sur vous-même peut vous permettre d'être plus sensible à ce que vous vivez pendant la grossesse. Si vous avez déjà reçu des outils qui vous ont aidée auprès d'un professionnel (psychologue, travailleur social), n'hésitez pas à les utiliser. Si vous avez toujours voulu faire un travail thérapeutique sur vous-même ou ressentez une quelconque détresse, sachez que vous méritez ce cadeau de vous sentir mieux à l'aube d'accueillir votre enfant.

Tempérament ou personnalité ?

Il existe plusieurs théories sur les structures de personnalité en fonction des différentes approches en psychologie. Le but n'est pas ici de faire une présentation exhaustive de tous les cas de figure possibles. Cependant, un petit schéma simple et clair peut vous aider à mieux vous comprendre.

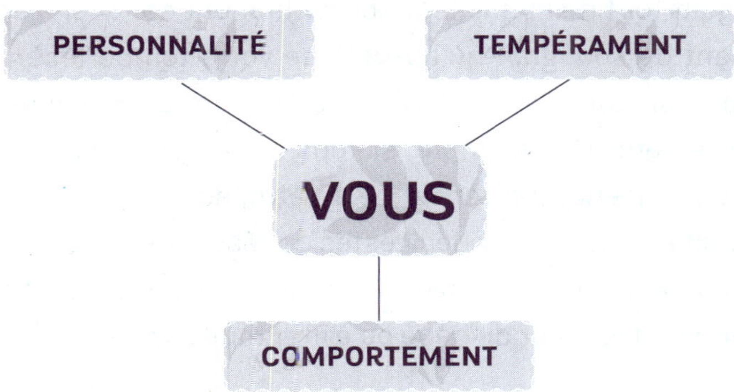

Votre tempérament fait partie de votre bagage génétique, comme votre façon de réagir à certaines situations ou votre aisance à approcher des choses qui vous sont inconnues. Votre personnalité découle plutôt de ce qui vous a façonnée, comme vos figures parentales, vos expériences et la société dans laquelle vous avez grandi. Ainsi, si vous êtes née avec un tempérament craintif/anxieux et que vos parents étaient également anxieux avec une tendance à vous surprotéger, votre personnalité risque d'être fortement teintée par cette nature anxieuse tout au long de votre vie. En revanche, si vos parents vous ont suffisamment rassurée pour que vous arriviez à vous faire confiance, vous avez probablement gardé malgré tout ce tempérament, mais son expression est moins forte dans votre vie de tous les jours.

Votre tempérament et votre personnalité influencent votre comportement. Cela peut expliquer pourquoi certaines futures mamans ressentent le besoin de se préparer à leur accouchement en suivant des cours prénataux, en lisant un grand nombre de livres et d'articles sur le sujet, et en apprenant plusieurs techniques de gestion de la douleur, tandis que d'autres posent seulement quelques questions à leur médecin ou à leur entourage et envisagent tout de même leur accouchement de façon zen. Il est important de souligner qu'au-delà de votre tempérament et de votre personnalité, votre environnement influence aussi votre comportement. Par exemple, si vous n'êtes pas anxieuse, mais que votre partenaire a tendance à l'être, son influence pourrait vous amener à accomplir des gestes de réassurance, comme analyser tout ce que vous mangez, acheter un moniteur pour écouter régulièrement le cœur du bébé ou éviter tout effort physique.

EXERCICE : Moi avant, moi maintenant

Écrivez votre prénom au centre d'une feuille blanche et encerclez-le. Notez autour de ce cercle les caractéristiques de votre identité avant votre grossesse, du moins toutes celles qui vous viennent à l'esprit. Unissez chacune d'elles à votre prénom par un trait. Encerclez les trois caractéristiques qui vous définissent le mieux ou encore qui sont les plus importantes pour vous. Sur une seconde feuille, faites le même exercice, mais cette fois en pensant à la personne que vous êtes aujourd'hui, à la veille d'être maman. Est-ce que quelque chose a changé ? Si oui, êtes-vous satisfaite de ces changements ? Aimeriez-vous mettre en évidence d'autres éléments de votre identité ou leur donner la priorité ? Si oui, lesquels ?

TOUS LES DÉFIS SONT DANS LA NATURE

Plusieurs théories catégorisent les différents types de personnalité chez l'humain ou explicitent les tendances qui se dégagent chez certains groupes de personnes, comme la réactivité émotive, la capacité à accueillir la nouveauté, la sociabilité, etc. Cela dit, il existe autant de personnalités qu'il y a d'humains. Il est donc difficile, et inutile, de présenter l'éventail de tous les traits de personnalité qui peuvent être présents chez chacun. Ce qui importe, pour s'épanouir en tant qu'individu, c'est de trouver un équilibre personnel. En d'autres mots, votre objectif devrait être de trouver un environnement qui permet à votre personnalité de se déployer et d'évoluer sans trop de conflits internes. À cet égard lorsqu'il est question de la transition vers la maternité, certains traits de personnalité peuvent, dans divers contextes, représenter des défis auxquels il peut être important de s'attarder.

La nature introvertie

Les femmes introverties se caractérisent par leur attitude renfermée, leur timidité et leur côté silencieux. Elles apprécient généralement les moments de solitude où elles peuvent se ressourcer et sont moins sollicitées par les autres. Pour elles, la venue d'un bébé peut être très éprouvante, car cela implique une diminution marquée du temps en solo.

Si c'est votre cas, il est important de planifier du temps pour vous pendant votre grossesse et de prévoir comment en intégrer dans votre vie après votre accouchement. Un rendez-vous avec soi-même est aussi important qu'un rendez-vous chez le médecin, alors prenez votre agenda et réservez du temps pour vous adonner aux activités qui vous permettent de vous ressourcer. Leur fréquence variera selon vos besoins. Ainsi, peut-être aurez-vous besoin d'une demi-journée par semaine, alors que, pour d'autres, le temps nécessaire sera plus important.

La nature craintive ou méfiante

Les femmes de nature méfiante ont tendance à vouloir se débrouiller seules, ce qui peut les amener à éviter de partager les responsabilités liées à la venue du bébé. Ainsi, il est peu probable qu'elles demandent à leurs proches de leur préparer des petits plats pour les aider dans les premiers jours suivant l'arrivée du bébé. Alors que la femme introvertie risque ne pas le faire par peur de déranger les autres, la femme méfiante s'en abstiendrait en pensant que ces repas pourraient ne pas respecter ses critères alimentaires. En plus d'être moins portées à demander de l'aide, les femmes de nature méfiante ont parfois l'impression que les conseils des autres sont erronés ou cachent une mauvaise intention. Ce manque de confiance à l'égard d'autrui peut les amener à attendre trop longtemps pour exprimer leur mal-être lorsque celui-ci se fait sentir.

Si vous êtes plutôt de nature méfiante, vous pourriez, par exemple, vous informer auprès de lignes téléphoniques de soutien aux parents dès le début de la grossesse. Ces lignes ont l'avantage d'être professionnelles et surtout confidentielles. Elles vous permettent donc de trouver de l'aide et du soutien en gardant une certaine distance avec vos interlocuteurs, c'est-à-dire sans avoir besoin de créer un lien de confiance. Les femmes craintives face aux nouvelles expériences peuvent bénéficier du même type d'aide, puisque, pour elles également, obtenir du soutien par l'intermédiaire d'une ligne téléphonique ou auprès d'une personne de l'entourage est moins stressant que de se retrouver dans des groupes de mamans qui leur sont inconnues.

La nature négative

Certaines femmes enceintes manifestent un fort degré de névrotisme, c'est-à-dire qu'elles sont très sensibles à l'anxiété, à la colère, à la culpabilité et à la déprime. Au quotidien, elles semblent toujours voir le négatif, et ce, peu importe la période de leur vie. Cela dit, dans un contexte de périnatalité, les femmes qui ont ce trait de personnalité peuvent être particulièrement affectées par les changements hormonaux et les problèmes de sommeil. Dans cette situation stressante, leur grande sensibilité pourrait se traduire par des symptômes dépressifs.

Si vous vous reconnaissez dans cette description, il peut être pertinent de chercher un espace thérapeutique pour partager ce qui vous habite. L'objectif est surtout de trouver une personne qui vous soutiendra dans la gestion de vos émotions. Préalablement, il peut être bon de noter chaque soir, pendant une semaine, l'humeur principale de votre journée. Cela vous permettra de vérifier si vous vivez généralement des émotions positives ou négatives depuis le début de votre grossesse. Vous pourriez aussi noter les journées au cours desquelles vous avez éprouvé beaucoup de difficulté à gérer vos émotions pour voir si cela semble peu, moyennement ou très fréquent.

La nature peu confiante

Il faut aussi parler des femmes qui ont une faible estime d'elles-mêmes. De façon générale, elles sont plutôt inquiètes et se remettent souvent en question. Ainsi, la maternité avec son lot de défis, de nouveautés et de craintes peut être très éprouvante pour elles.

Si c'est votre cas, un exercice intéressant consiste à noter de un à trois points positifs sur vous par jour. Vous pouvez écrire par exemple: «Je suis généreuse», «J'ai aidé une collègue», «J'ai fait des efforts aujourd'hui pour réduire mon stress». Cela vous incitera à vous concentrer sur ce que vous faites de bien et sur vos qualités. Grâce à cela, vous vous prouverez que vous n'êtes pas une mauvaise personne, ni une mauvaise mère et même bien au contraire!

La nature perfectionniste

Les femmes très perfectionnistes risquent de trouver difficile la transition vers la parentalité, voire de souffrir de symptômes dépressifs en période périnatale. Ces mamans qui accordent une grande importance à l'apparence parfaite des choses et qui ont du mal à se pardonner la moindre erreur sont la plupart du temps extrêmement critiques envers elles-mêmes. Leur grossesse n'échappe pas à leurs jugements souvent durs. Elles ont des attentes précises sur son déroulement, de même que sur l'accouchement et la maternité en général. Pourtant, ce sont trois phases où règne l'imprévisibilité. Cela peut donc devenir confrontant et même douloureux pour elles. De plus, généralement pour préserver les apparences, elles évitent de dévoiler leurs faiblesses et leur vulnérabilité.

Si vous êtes perfectionniste, un exercice de prise de conscience peut vous aider. Sur une feuille, faites la liste de vos objectifs de vie prioritaires. Ainsi, vous pouvez écrire que vous aimeriez passer plus de temps avec les gens que vous aimez ou tout simplement que vous voulez être heureuse. Sur une autre feuille, notez ce que vous avez accompli depuis une semaine. Vous serez certainement surprise de constater que vous consacrez très peu de temps à ce qui est important pour vous. Si c'est le cas, vous pourriez réaliser que, ces derniers jours, au lieu d'entretenir vos amitiés, par exemple en vous payant un bon resto avec vos amies, vous avez fait de nombreuses heures supplémentaires au travail.

Évidemment, il existe une foule d'autres traits de personnalité. Cela peut être un bel exercice et une étape enrichissante, pour mieux accueillir votre rôle de mère, que de chercher à vous connaître et à définir qui vous êtes. En quelque sorte, c'est une façon d'intégrer un élément inconnu à une base déjà connue, puisque la grossesse laisse place à un soi transformé. Même si vous gardez votre essence profonde, ce nouveau rôle vous amènera fort probablement à réévaluer qui vous êtes, vos valeurs et ce qui est vraiment important pour vous.

EXERCICE : Vingt minutes top chrono

En haut d'une feuille, inscrivez la question : « Qui suis-je ? » Pendant vingt minutes, répondez à cette question par écrit, sans trop réfléchir. N'effacez rien ; en cas d'erreur, biffez. Pour vous aider, commencez chaque phrase par « je suis » ou encore répétez-vous la question initiale lorsque vous vous sentez coincée. Quand vous aurez terminé, relisez vos mots et demandez-vous si vous êtes satisfaite de qui vous êtes. Notez ce que vous aimeriez changer avant la venue de votre bébé et gardez vos objectifs en tête pendant les mois à venir.

QUEL TYPE DE MAMAN ÊTES-VOUS ?

Comme celle de votre partenaire, votre personnalité aura une grande influence sur la vie de votre bébé à court et à long terme. Certains psychologues se sont penchés sur les différents traits de personnalité et ont établi des catégories spécifiques aux mères. On y trouve notamment la mère perfectionniste, la mère imprévisible, la meilleure amie, la mère « moi d'abord » et, finalement, la mère complète.

> **« Ma fille n'est pas encore née, mais je sais qu'elle sera gâtée, qu'on ne pourra jamais lui dire non. J'ai déjà de la difficulté à le faire avec les enfants de mon amoureux. J'essaie de trouver le juste milieu entre être cool et être capable de tracer une limite. »**
>
> — Issa

La mère perfectionniste

La mère perfectionniste se caractérise par son désir de contrôle, son anxiété et sa peur en général. Souvent, pour elle, son propre regard et celui des autres sont un lourd poids à porter. C'est la femme qui est constamment bien mise, qui parle toujours de sa grossesse de façon positive et qui trouve le temps de performer au travail entre ses cours d'entraînement en parcours et sa cuisine moléculaire. En soi, il n'y a pas de problème à accomplir toutes ces choses. Le hic, c'est qu'elle le fait davantage pour le regard des autres que pour elle-même. Certes, tous les humains ont besoin d'approbation, mais la recherche de perfection, lorsqu'elle est guidée par la peur de déplaire ou d'être jugée, peut devenir une prison interne étouffante. Un autre défi pour la perfectionniste est d'accepter que le propre de la grossesse et de la maternité est justement de ne pas être toujours parfaites !

Si vous vous reconnaissez dans ce profil, vous remarquerez peut-être que vous vous permettez difficilement de montrer les facettes moins belles de vous-même et de ce que vous vivez. Cela peut vous amener à vous isoler davantage et à demeurer bien seule avec vos émotions. L'apprentissage du lâcher-prise peut vous être grandement bénéfique. En plus des suivis thérapeutiques, les bibliothèques et le Web regorgent de trucs pour vous aider à y travailler. N'hésitez pas !

La mère imprévisible

La mère imprévisible est surtout reconnue pour ses émotions changeantes. Comme son ressenti prend facilement le dessus sur elle, elle peut, selon les circonstances et de manière soudaine et inattendue, montrer de la colère, du stress, de la tristesse ou de la joie. Avec les hormones de grossesse et tous les changements psychologiques, physiques et identitaires qui en découlent, elle peut vivre un tourbillon émotionnel parfois très, voire trop, intense. L'entourage ressent aussi souvent les contrecoups de son comportement. Comme la mère imprévisible a des réactions explosives, ses proches peuvent chercher à fuir, ce qui risque, par effet domino, de l'insécuriser et d'augmenter ses émotions négatives. Il ne faut pas oublier qu'avant l'entourage, elle est la première à souffrir de ce chaos interne.

Dans cette optique, si vous croyez être une mère imprévisible, vous avez sans doute avantage à être accompagnée professionnellement pour mieux comprendre et gérer vos émotions. Non seulement cela vous apportera un mieux-être psychologique, mais vous aurez également des outils supplémentaires pour garder un réseau social dans les hauts comme dans les bas. Vous pourriez aussi commencer à déterminer les contextes qui semblent déclencher ces réactions intenses. Peut-être observerez-vous que cela se produit toujours avec les mêmes personnes ou encore dans des lieux précis ou des situations récurrentes. En soi, cela sera une information précieuse pour vous aider à éviter ces déclencheurs émotionnels.

La mère « meilleure amie »

Cela paraît moins pendant la grossesse spécifiquement, mais la mère « meilleure amie » aime mieux entretenir avec ses enfants une relation où priment l'égalité et la confiance. Tout ce qui touche la discipline ou l'instauration de limites l'angoisse. Elle évite donc de se mettre dans une position d'autorité. Il arrive que cette facette de sa personnalité transparaisse, au cours de la grossesse, dans ses relations amicales, professionnelles ou conjugales. C'est le genre de femme qui stresse pendant deux jours à l'idée de demander à son conjoint d'accomplir davantage de tâches domestiques, car elle trouve qu'il travaille déjà fort. Certaines femmes disent dès le début de leur grossesse qu'elles ne souhaitent pas imposer de limites à leur enfant.

Si c'est votre cas, peut-être est-ce le bon moment pour réfléchir aux raisons de cette posture ! S'agit-il d'une réaction au type d'éducation que vous avez reçue dans votre enfance ? Cela cache-t-il une peur que votre enfant vous aime moins ? Auriez-vous peur d'être maladroite ? Est-ce pour satisfaire votre besoin de sentir que vous êtes une bonne mère ? Explorer les raisons de cette aversion à l'égard de la discipline pourrait vous préparer à mieux intégrer ce volet de votre futur rôle de mère plutôt que de l'éviter.

La mère « moi d'abord »

Vous l'aurez deviné, la mère « moi d'abord » est plutôt centrée sur elle-même. Elle aime capter l'attention et souhaite être admirée des autres. Elle a souvent tendance à voir son bébé comme le prolongement d'elle-même, ce qui peut être problématique. En fait, dès le début de la grossesse, ses attentes à l'égard de son enfant sont bien simples : il devra répondre à ses désirs et s'adapter à elle. Ainsi, il peut être difficile pour ce type de mère de comprendre que son bébé aura sa propre personnalité, qu'il affirmera parfois farouchement ses besoins et qu'il ne s'adaptera pas si facilement à la vie qu'elle a envisagée.

Si vous reconnaissez en vous certains traits de cette mère, peut-être avez-vous remarqué que vous parlez plus que vous n'écoutez. On vous l'a même déjà dit ! Et si vous essayiez l'inverse ? C'est en forgeant qu'on devient forgeron, alors c'est en écoutant qu'on devient plus sensible aux autres. Ainsi, lors de votre prochaine discussion avec votre conjoint ou votre conjointe, faites le choix conscient d'écouter. Ne réfléchissez pas à votre prochaine phrase ou à l'argument que vous voulez faire valoir. Concentrez toute votre attention sur ses mots. Ce ne sera pas facile, mais plus vous pratiquerez l'écoute, plus vous serez en mesure de faire de la place aux besoins des autres, y compris ceux de votre enfant.

L'IDÉAL DE LA MÈRE COMPLÈTE

La mère complète arrive à offrir à ses enfants un milieu qui leur procure soutien, chaleur, amour et stabilité.

Vous correspondez à ce type de mère si vous accueillez sereinement votre maternité. Vous planifiez la venue de votre bébé sans en faire ni trop ni pas assez. Vous lisez par-ci par-là sur la grossesse et la maternité tout en vous faisant confiance face à l'inconnu. Vous tenez pour acquis que votre bébé aura une personnalité qui lui est propre et vous avez hâte de le voir. Vous lui parlez d'ailleurs fort probablement déjà alors qu'il se trouve dans votre ventre. C'est un être à part entière qui mérite respect et empathie, et qui se doit d'être valorisé dans son unicité. Malgré les sacrifices que la grossesse et la maternité vous imposent, vous sentez que vous les assumez sans toutefois vous gêner pour dire que cela vous fait vivre des émotions négatives. Vous n'hésitez pas non plus à montrer les aspects moins beaux de votre vie à votre entourage. Bref, la mère complète est celle que nous souhaiterions toutes être. Cela dit, quelque chose cloche dans ce portrait, n'est-ce pas ? Même si, dans l'ensemble, la description semble faire référence à un modèle adéquat, il peut sembler être à la limite trop parfait…

LA MÈRE « SUFFISAMMENT BONNE »

Donald Winnicott est un pédopsychiatre et psychanalyste britannique qui a proposé des théories toujours d'actualité aujourd'hui. Un de ses concepts marquants est celui de la mère « suffisamment bonne ». Il explique que, dès ses premiers jours de vie, le bébé ne peut pas supporter ce qui est angoissant, mauvais ou frustrant. En raison de sa grande vulnérabilité, il se sent menacé lorsque ses besoins ne sont pas satisfaits. Il se trouve dans un état de dépendance absolue et c'est pour cette raison que la mère répondra de façon presque parfaite à ses besoins grâce à son *holding* (maintien).

> **« Je fais de mon mieux chaque jour.**
> **J'espère que les autres font la même chose.**
> **Dans tous les domaines, tout le monde juge tout le monde sans comprendre que la plupart des gens sont bien intentionnés et font simplement leur possible avec ce qu'ils ont. Quand on parle de maternité, de non-maternité et de femmes en général, on dirait qu'on ne fait pas grand-chose correctement. »**
>
> — Béatrice

Le *holding* fait référence non seulement à la manière dont la mère prend son bébé dans ses bras, mais aussi à celle dont elle répond à ses besoins. Est-elle suffisamment empathique pour aller vers lui ? Le protège-t-elle de stimulations trop intenses ou précoces telles que des bruits trop forts autour de lui ? Prend-elle en compte les particularités et les sensibilités de son nourrisson, comme les positions d'allaitement qu'il préfère ou la manière dont il aime se faire toucher ? Est-elle en mesure de lui offrir un environnement physique et relationnel sécurisant et prévisible ?

À cette étape, le bébé se nourrit de ce que son environnement lui apporte de positif, comme s'il n'y avait pas de distinction entre lui et ce qui lui est extérieur. Après quelques semaines, cependant, il est plus conscient des soins que sa mère lui donne. On parle alors de *handling* (maniement). Si ces soins sont constants et fiables, le bébé intègre un souvenir positif et l'assurance qu'il peut faire confiance à son environnement. Selon Winnicott, c'est durant cette période que s'opère une désadaptation progressive de la mère qui permet à l'enfant d'émettre un signal auquel elle peut répondre. Durant cette seconde phase, le bébé comprend que, malgré la présence d'un délai, il peut faire confiance et qu'il est en sécurité, car ses expériences passées le lui ont confirmé. Si vous préparez le biberon, par exemple, votre bébé émettra des pleurs pour signaler qu'il a faim, tout en sachant que, comme d'habitude, son lait arrivera bientôt. Ses pleurs sont donc l'expression d'un besoin et non d'une angoisse d'être oublié par sa mère.

Ainsi, la mère « suffisamment bonne » est la mère fiable qui permet une saine distance entre elle et l'enfant pour que celui-ci puisse manifester ses besoins alors que la tension qu'il supporte lui est tolérable. Lorsque cette étape se passe bien, Winnicott constate que les enfants sont assez confiants pour se tourner davantage vers l'exploration de leur monde. Ultimement, ils apprennent à être seuls, ce qui leur permet d'acquérir leur autonomie et de construire une saine indépendance.

Vous remarquerez probablement que la théorie de Winnicott rejoint la théorie d'attachement de Bowlby, dont nous avons parlé au chapitre 2. Pourquoi est-elle inspirante ? Parce que, selon Winnicott, la majorité des mères sont naturellement « suffisamment bonnes » et, pour l'être, elles n'ont pas à remplir leur rôle parfaitement en tout temps. Au contraire, cette théorie montre l'importance de ne pas toujours chercher à être parfaite et de quelle façon cela contribue positivement au développement de l'enfant.

En fin de compte, les mères devraient se poser seulement les questions suivantes : « Est-ce que mes interactions avec mon bébé sont généralement positives et nourrissantes pour lui ? », « Est-ce que je lui fais sentir qu'il est aimé ? », « Est-ce que mes soins répondent le plus possible à ses besoins ? » Si vous pouvez répondre oui à ces questions, alors vous êtes une bonne maman. Tout simplement.

CHAPITRE 7

Et moi, et moi, et moi !

Comme je sais que mes parents n'approuvent pas trop notre mode de vie, j'appréhendais une réaction timide et froide de ma famille quand on leur a annoncé ma grossesse. Ils ne le savent pas, mais cela m'a fait vraiment chaud au cœur de ressentir leur soutien et leur amour malgré les désaccords que nous avons eus par le passé.

— Paola

LE BESOIN DE SOUTIEN

On dit qu'il faut un village pour soutenir un enfant. Mais qu'en est-il de sa mère? Si on conçoit assez naturellement que les enfants ont besoin d'être bien entourés, on oublie la plupart du temps que leurs mères aussi ont besoin de différents types de soutien. Avez-vous l'impression que, depuis que vous êtes enceinte, on s'intéresse à vous la plupart du temps à travers votre bébé? Pourtant, vous avez bien besoin qu'on se concentre sur votre bien-être, et ce, même en oubliant, lorsque c'est nécessaire, que vous portez la vie. Il est parfois primordial qu'on vous accorde toute la place en tant que future maman. Le soutien familial, amical, conjugal et social est d'ailleurs un filet de protection extrêmement précieux pour que vous puissiez vivre votre grossesse de la façon la plus harmonieuse possible.

Il ne faut pas se le cacher, une pression énorme est fréquemment mise sur les épaules des mères. Que ce soit dans votre environnement social ou dans votre entourage, si vous avez un souci, les autres assumeront trop souvent que vous pouvez vous en sortir seule et que tout est une question de bonne volonté. Vous vous sentez isolée à la maison pendant votre congé de maternité ? Peut-être vous a-t-on dit que vous n'aviez qu'à sortir pour rencontrer vos amies ou aller marcher pour vous désennuyer. Ce n'est toutefois pas toujours aussi simple. Vous pourriez même avoir l'impression que les gens qui vous donnent ce type de conseil (comme si vous n'y aviez pas déjà pensé vous-même) laissent entendre que vous manquez de débrouillardise ou que vous êtes paresseuse. Souvent, au-delà des conseils, vous avez davantage besoin d'être écoutée et de sentir qu'on vous offre ce petit coussin d'amour qui vous fait vous sentir accompagnée pendant votre grossesse.

En fait, même s'il est parfois difficile de l'admettre, la majorité des femmes enceintes se trouvent dans un état de dépendance et de vulnérabilité. Ce n'est donc pas pour rien que vous vous surprenez peut-être, depuis quelque temps, à avoir besoin plus que d'habitude que votre partenaire vous montre son amour. La charge physique, psychologique et émotionnelle qui accompagne la grossesse vous amène sans doute à désirer plus d'appuis réconfortants dans votre entourage. Cette posture est souvent contraire à celle de la femme autonome et indépendante que vous étiez certainement avant la grossesse. Ainsi, vous pourriez être très mal à l'aise à l'idée de demander à des personnes significatives de vous épauler ou carrément lutter contre l'idée d'être dépendante des autres. Il est pourtant bien normal, et même nécessaire, de rechercher et d'utiliser ce soutien social.

Les personnes significatives de votre vie, que vous aimez et respectez, contribuent fortement à votre bien-être psychologique. Un bon soutien social protège les futures mamans de difficultés psychologiques, aide à briser l'isolement et peut offrir une aide sur plusieurs plans. Par exemple, en plus d'avoir des gens à qui parler, en avez-vous pour vous préparer de bons petits plats de temps en temps ou encore pour vous aider à peindre la chambre du petit ? Si c'est le cas, vous avez sûrement le sentiment que votre entourage contribue au bon déroulement de votre grossesse et c'est bel et bien vrai. Dans le cas inverse, vous pourriez souffrir de ne pas ressentir de soutien dans une période si importante pour vous. Ainsi, d'un côté comme de l'autre, les réactions des gens de votre entourage par rapport à votre grossesse influencent les émotions que vous ressentez.

Une grossesse provoque toutes sortes de réactions chez les personnes qui vous entourent. Heureusement, ces réactions sont généralement plutôt positives et votre famille, votre cercle d'amis ou vos collègues peuvent même vous surprendre agréablement en s'avérant être plus à l'écoute que d'habitude. Cela dit, il n'est pas impossible que vous deviez faire face à des réactions plus négatives ou que certains de vos proches réagissent mal à votre nouvelle situation. Ainsi, pour une multitude de raisons, il est peut-être difficile pour vos parents ou une amie de vous voir devenir mère, ou alors votre partenaire peut ne pas se sentir prêt à endosser ce nouveau rôle et vous insécuriser avec ses réflexions et ses comportements. Face à l'éventail des réactions possibles, il est parfois nécessaire d'apprendre à poser ses limites.

PISTE DE RÉFLEXION

Comment percevez-vous la réaction de votre entourage face à votre grossesse ? Cette dernière est-elle bien accueillie ? Sentez-vous qu'elle dérange plus ou moins certaines personnes ?

ÉVALUER LA QUALITÉ DE SES RELATIONS

Votre bonne amie d'enfance est particulièrement emballée à l'annonce de votre grossesse. Elle saute de joie alors que vous hésitiez à le lui dire, de peur qu'à son habitude, elle ramène l'attention à elle et qu'elle tente de mettre votre bonheur de côté en parlant de son célibat qu'elle trouve si pénible à vivre. Votre mère, inquiète de nature, vous appelle plusieurs fois par semaine, depuis que vous lui avez annoncé votre grossesse, pour vous raconter des histoires inimaginables sur les bébés et, tout à coup, vous devez non seulement l'écouter, mais aussi la rassurer, ce qui devient vite essoufflant…

> **« Mes parents ont toujours été… intenses. J'ai pris la décision de mieux gérer mes interactions avec eux. Pour mon bien, mais aussi pour celui de mon bébé. Je les vois un peu moins souvent et cela me convient parfaitement. »**
>
> — Vanessa

La grossesse peut être un bon moment pour faire le point sur les liens que vous entretenez avec vos amis et les membres de votre famille. Cette période offre une précieuse occasion de mettre en lumière les relations qui vous apaisent et vous aident et celles qui, au contraire, sont frustrantes ou toxiques dans votre vie. Les relations toxiques se définissent par la présence de cycles répétitifs, destructifs et malsains entre deux personnes. Elles sont souvent caractérisées par de la manipulation, de la jalousie, de l'abus ou de la domination. Malgré tout, tels des aimants, les deux personnes essaient à répétition d'établir une relation saine, mais souvent sans succès. Si vous entretenez une relation toxique avec une personne, vous ressentez fort probablement de la fatigue dès que vous terminez une discussion avec elle et éprouvez aussi le sentiment d'être coincée dans cette relation.

Prendre ses distances dans un tel contexte n'est pas facile. Non seulement c'est inconfortable, mais vous ressentez sans doute des émotions négatives comme la tristesse ou la culpabilité. C'est un exercice en soi d'apprendre à ne pas réagir de façon habituelle pour briser le cycle toxique dans lequel vous vous trouvez.

Il est d'autant plus pertinent de poser vos limites lorsque vous ne vous sentez pas respectée ou que vous trouvez que vos relations avec vos amis et votre famille ne sont pas en harmonie avec vos valeurs. Comme ces gens sont généralement importants pour vous, ils ont un pouvoir émotif qui peut grandement vous affecter. Une secrétaire ou un chauffeur d'autobus qui est désagréable, c'est agaçant. Lorsqu'il s'agit d'une personne proche, c'est tracassant, voire blessant. Sachez qu'il n'y a pas de manière parfaite d'exprimer ses limites. Soyez honnête avec vous-même avant tout et présentez vos inconforts aux autres de façon simple, claire, calme mais assumée. N'hésitez pas à demander conseil auprès des gens qui vous soutiennent dans vos prises de position. Rappelez-vous qu'en posant vos limites, c'est à vous-même et à votre bébé que vous accordez de l'importance en priorité.

EXERCICE : Mes relations sous la loupe

Pour vous aider à mieux évaluer vos relations, tracez trois grands cercles sur une feuille. Inscrivez dans le premier les noms des personnes avec qui vous entretenez des relations positives. Dans le deuxième, faites la liste des gens avec lesquels vous avez des relations qui vous laissent ambivalente. Il s'agit de personnes avec qui vous pouvez passer de bons moments, mais qui vous font vivre aussi parfois des émotions déplaisantes, vous donnant envie de vous éloigner d'elles. Cela peut être le cas, par exemple, d'un de vos collègues qui est généralement enthousiaste, mais qui devient par moments désagréable et tranchant de façon imprévisible. Dans le troisième cercle, écrivez les noms des personnes avec qui vous avez des relations que vous considérez comme négatives ou toxiques. Peut-être est-ce le temps pour vous de vous éloigner le plus possible de ceux qui se trouvent dans ce dernier cercle. Cet exercice vous permettra également d'avoir à l'œil vos relations ambivalentes et, donc, d'être plus attentive à ce qu'elles vous font vivre. Encore une fois, gardez à l'esprit que vos limites sont importantes !

Il est possible que certaines personnes réagissent à cette nouvelle affirmation de vos limites. C'est normal! Prenez le temps d'observer ce que ces réactions suscitent en vous et rappelez-vous le processus qui vous a amenée à mettre ces limites et les raisons pour lesquelles vous l'avez fait. Prenons l'exemple de votre mère qui vous bombarde d'informations stressantes. Vous pourriez lui dire que vous avez déjà beaucoup de préoccupations en tête et que ces discussions avec elle vous épuisent. Si elle accueille votre message avec empathie et qu'elle vous montre qu'elle est prête à faire des efforts pour écouter davantage ce que vous avez à dire, vous verrez mieux où votre relation vous mène. Cela sera différent si elle vous répond que vous ne devriez pas réagir ainsi et que, contrairement à elle qui s'informe, vous êtes insouciante face à votre grossesse.

Si, dans la relation que vous entretenez avec une personne toxique, vous sentez que vous avez tendance à tomber dans un cercle vicieux, il peut vous être utile de planifier une marche à suivre lorsque vous aurez envie d'entrer en contact avec elle. Vous pourriez, par exemple, décider de toujours laisser passer un certain temps avant de la rappeler et de le faire seulement lorsque vous êtes vraiment disposée à lui parler, d'attendre de pouvoir discuter avec une personne de confiance avant de répondre à un courriel qui vous rend émotive, ou de vous permettre de ne pas donner de nouvelles à cette personne après avoir pris du temps pour réfléchir.

METTRE SES LIMITES AU TRAVAIL

Dans tout ce brouhaha de réactions, votre milieu de travail se fait aussi entendre et c'est pourquoi il est important de penser à fixer vos limites de ce côté également. Cela vous permettra de retrouver vos repères et de respecter qui vous êtes. Lorsque vous dépassez vos limites, vous ressentez en général un inconfort ou un doute persistant quant à la situation dans laquelle vous vous trouvez. C'est par exemple le fameux « oui » que vous dites à votre patron alors qu'au fond de vous, vous voudriez répondre « non ». Faites-vous confiance. Si vous trouvez que les propos autour de vous sont négatifs, ou si vous sentez une pression inutile, posez vos limites. En lisant ces lignes, vous pourriez vous demander comment faire. Les réflexions qui suivent vous aideront.

> **« La nature de mon travail m'amène souvent à rapporter du boulot à la maison. Dès le début de ma grossesse, j'ai pris une décision : mettre fin à cette habitude ! Je vais passer assez de temps au travail, donc je veux profiter de tous les moments où je suis seule, en couple et avec mes amis avant l'arrivée de bébé ! Mes collègues patienteront un peu plus, mais tant pis. Je l'assume ! »**
>
> — Mariem

Quelle est l'attitude de votre milieu de travail face à votre grossesse ? Certains environnements professionnels sont très accueillants et permettent aux femmes enceintes de travailler à leur rythme. Plusieurs patrons et patronnes comprennent que chaque grossesse est différente et qu'il y a des jours moins faciles que d'autres. Beaucoup de femmes bénéficient d'un allégement de tâches, ont la possibilité de faire du télétravail ou peuvent aller se reposer dans la salle des employés quand les hormones les assomment. Même lorsque des aménagements sont plus difficiles à faire, un simple sourire accompagné d'un «comment ça va?» sincère peut faire une grande différence.

En revanche, on trouve des milieux de travail plus hostiles ou rigides par rapport à la grossesse. Ils offrent aux femmes enceintes peu de possibilités de prendre des congés et celles-ci peuvent même parfois entendre des commentaires désobligeants. Certains employeurs sont particulièrement insensibles et peu empathiques face aux effets physiques de la grossesse. Si cela est le cas pour les maux du corps, il n'est pas difficile d'imaginer comment les difficultés psychologiques, encore taboues, sont trop souvent balayées du revers de la main. Pourtant, la grossesse peut se vivre intensément à tous les niveaux!

Pour votre bien-être, il est donc important d'être à l'écoute de vos besoins et d'essayer de les exprimer à vos collègues et à vos supérieurs. Peut-être ont-ils besoin d'entendre à quel point vous avez besoin d'eux pour mieux accomplir vos tâches et être le plus disponible possible. N'hésitez pas à leur expliquer ce qui pourrait vous aider ou encore à mentionner les choses qu'ils ont faites pour vous et que vous avez appréciées. Vous leur donnerez alors des indices leur permettant de mieux s'ajuster à votre réalité. Cela dit, encore faut-il déterminer ce dont vous avez besoin, non? Le petit exercice suivant vous aidera à y voir plus clair.

EXERCICE : Mon entrevue d'embauche

Imaginez que vous passez une entrevue d'embauche dans une entreprise autre que la vôtre. Au-delà du salaire, qu'est-ce qui vous inciterait à accepter ce poste ? La flexibilité ? La possibilité de travailler en équipe ? Tentez de détailler pour les trois volets quelles seraient vos conditions idéales.

Sur le plan physique, j'aimerais (ex. : position de travail, tâches physiques à accomplir) :

Sur le plan psychologique, j'aimerais (ex. : conciliation travail-famille, horaire allégé) :

Sur le plan moral ou social, j'aimerais (ex. : relations avec les collègues et les supérieurs, valeurs de l'entreprise) :

En regardant vos réponses, déterminez s'il est possible de demander ou d'effectuer certains aménagements à votre travail pour répondre aux besoins qui vous semblent les plus importants. Lorsque votre milieu de travail est contraignant, trouver une personne agréable à qui vous pouvez parler de ce que vous vivez peut s'avérer réconfortant. Cela ne règle pas tout, mais le sentiment d'avoir quelqu'un sur qui compter peut vous aider à passer au travers des moments plus difficiles au travail.

OSER DEMANDER DE L'AIDE

Il est important de souligner que nombreuses sont celles qui n'osent pas poser leurs limites dans leur milieu de travail par peur d'être perçues comme faibles, vulnérables, paresseuses ou même opportunistes. Avez-vous toujours rempli le rôle de l'employée performante et prévoyante qui a les choses bien en main ? Est-ce que, d'emblée, vous tolérez plutôt mal la vulnérabilité dans laquelle la grossesse vous place sur certains plans ? Avez-vous du mal à imaginer comment demander de l'aide, alors que normalement c'est à vous qu'on fait appel ? Il se peut aussi que vous n'osiez pas parler parce que vous avez peur de perdre votre emploi. Si c'est le cas, il peut être intéressant de réfléchir à ce qui vous appartient dans cette peur et à ce qui relève réellement de votre milieu de travail, car nos perceptions nous jouent souvent des tours. Par exemple, est-il vraiment impossible pour votre employeur d'alléger vos conditions de travail ou est-ce plutôt votre perception des choses qui vous fait croire que ça ne servira à rien de le lui demander ? N'oubliez pas que si vous intégrez de fausses croyances, vous diminuez vos chances de passer à l'action. En ne demandant pas, vous vous empêchez de vérifier si une situation s'applique dans la réalité, alors que vous pourriez être agréablement surprise !

EXERCICE : Réalité ou fiction ?

Pour vous aider à vous remettre en question, posez-vous ces trois questions :

- **QUELLES SONT LES PREUVES ?** Avez-vous des raisons réelles et concrètes de croire que votre employeur et vos collègues seraient réticents à satisfaire vos demandes ? Basez-vous, par exemple, sur la philosophie d'entreprise et sur l'attitude que vos patrons ont eue à la suite de ce type de requêtes par le passé.
- **QUELLES SONT LES SOLUTIONS DE RECHANGE ?** Serait-il possible de voir les choses autrement ? Peut-être avez-vous l'impression que votre employeur refusera votre demande parce qu'il ne vous apprécie pas particulièrement. Dans ce cas précis, vous pourriez voir la situation différemment en considérant qu'il n'exprime pas son appréciation de façon générale et, donc, que cette attitude distante ne vous vise pas personnellement.
- **QUELLES SONT LES CONSÉQUENCES ?** Si vous osiez et que vous exprimiez vos besoins, quelles en seraient les conséquences et les chances qu'elles se produisent ? Ces conséquences seraient-elles catastrophiques ? En acceptant de vous questionner, vous pourriez réaliser que, finalement, le pire qui pourrait se produire est qu'on vous dise « non ». Avouez que ce ne serait pas si grave.

EXERCICE : Suite

En faisant cet exercice, vous pourriez constater que vos prédictions négatives ont peu de chances de se réaliser ou encore que vos demandes ne peuvent pas avoir de graves conséquences. C'est important, puisque cela vous motivera à tenter votre chance. C'est en exprimant vos besoins que vous permettrez à votre entourage professionnel de mieux respecter vos limites. Vous serez certainement déçue si les choses ne se passent pas comme vous le souhaitez, mais vous ne serez pas anéantie pour autant, alors pourquoi ne pas essayer ?

FAIRE LA PART DES CHOSES

Les médias sociaux, les journaux, les études scientifiques et le discours sociétal ambiant font aussi partie de ce qu'on peut considérer comme un réseau de soutien. Beaucoup d'informations y circulent. À travers eux, c'est une panoplie d'outils, de conseils et de méthodes qui vous sont présentés. Inévitablement, vous y noterez plusieurs contradictions qui peuvent finir par devenir étourdissantes, voire angoissantes. Il peut être difficile de vous y retrouver dans ce flot d'informations. Pendant la grossesse, on vous dira d'un côté de vous inquiéter à propos de votre alimentation, de l'autre, de ne pas trop y penser. Et il y a fort à parier que vous lirez et entendrez tout et son contraire sur tous les aspects de votre grossesse ou presque.

« J'ai trouvé un groupe formidable qui organise différentes activités pour les parents-étudiants, qui fournit des jouets et des vêtements usagés et qui facilite même la conciliation études-famille en offrant des périodes où les parents travaillent pendant que les enfants s'amusent. C'est assurément une ressource que j'utiliserai dans l'avenir. »

— Béatrice

Rappelez-vous que la science, malgré ses découvertes, ne peut statuer spécifiquement sur ce que vous vivez et sur la manière dont vous le vivez. Les conclusions des études scientifiques avancent des moyennes, ce qui implique que plusieurs femmes correspondent beaucoup moins et d'autres beaucoup plus aux résultats présentés, tout en continuant de s'inscrire dans la normalité. Malgré tout ce que vous pouvez lire ou entendre, un facteur demeure primordial : votre confiance en la réalité de ce que vous vivez et ressentez. É-cou-tez-vous ! Si une affirmation ne semble pas concorder avec votre réalité, alors remettez-la en question et demandez-vous quelles sont les influences (les conclusions d'études ? votre entourage ? la pression sociale ?) qui vous font douter de vous ou de ce que vous devez faire.

Certes, il est bénéfique de lire certains ouvrages susceptibles de vous donner des pistes de réflexion, mais il ne faut pas oublier que ce qui est décrit est un portrait rigide de ce que *pourrait* être la réalité. Il peut être angoissant, à travers les lectures, de se projeter dans la « meilleure » version possible des choses, ou dans une vision idéalisée du futur. Malheureusement, il n'est pas possible de prévoir l'avenir. Ainsi, si vous vous surprenez à souvent visualiser ce que, vous semble-t-il, votre vie devrait être ou à vous demander quelle serait la «bonne» façon de réagir, exercez-vous à laisser ces idées filer comme des plumes dans le vent. Revenez plutôt à ce que vous faites en ce moment, à qui vous êtes actuellement et permettez-vous de faire tout simplement du mieux que vous pouvez. C'est cette attitude qui vous permettra d'être en paix avec ce que vous ressentez, autant pendant la grossesse qu'à la venue de votre bébé. Malgré toutes les informations récoltées ou apprises, c'est *votre* lecture du moment qui correspond nécessairement le mieux avec ce qui se passe dans le présent et c'est très bien ainsi ! C'est votre capacité de vous adapter à chaque situation qui vous est le plus utile et non tout ce qui se trouve dans les livres.

La société dans laquelle vous vivez fait aussi partie de ce qui est considéré comme votre «entourage» d'influences. Les ressources pour les mamans sont-elles facilement accessibles dans votre ville ou votre quartier ? Les structures mises en place pour les femmes enceintes varient beaucoup d'une région à l'autre et cela peut avoir une influence sur leur santé psychologique. Les ressources communautaires ou institutionnelles peuvent vous permettre de rencontrer d'autres futures mamans et des professionnels spécialisés en périnatalité. Elles constituent donc des refuges qui vous aident à briser l'isolement et à vous identifier à d'autres femmes enceintes vivant peut-être une situation semblable à la vôtre.

Plusieurs femmes nouent des amitiés sincères et durables dès la grossesse et maintiennent cette relation après l'accouchement, sachant qu'elles vivront leur congé de maternité ensemble également. En revanche, les femmes qui vivent dans des endroits offrant moins de services pour les futures ou les nouvelles mamans risquent davantage de souffrir de cette situation si elles souhaitaient y avoir accès. Si c'est votre cas, il peut être intéressant de tenter de voir quels services s'offrent à vous, même si ceux-ci ne sont pas spécifiquement destinés aux femmes enceintes. Un groupe de cuisine collective ou de cardio plein air peut vous faire tout autant de bien si votre objectif est de sortir de votre quotidien !

EXERCICE : Mes refuges

Au fil de votre grossesse, recherchez les endroits dans votre ville qui offrent de chouettes activités pour les futures ou nouvelles mamans. Préparez une liste d'activités qui vous ont déjà plu, qui vous attirent ou qui pourraient vous donner un sentiment de satisfaction. Gardez en tête que l'objectif est d'augmenter et de varier vos contacts sociaux. Les activités qui ont du sens pour vous et qui s'inscrivent bien dans votre système de valeurs ont de meilleures chances de vous motiver. Misez sur celles qui sont facilement réalisables en tenant compte de vos limitations physiques, de votre épuisement ou de votre mode de vie lorsque bébé sera arrivé. Quand vous en sentirez le besoin ou que vous vous demanderez quoi faire pour briser l'isolement, consultez cette liste pour trouver rapidement des idées.

CHAPITRE 8

#Maman

C'est ma grossesse qui m'a fait découvrir les groupes de mamans en ligne. Jusque-là, j'utilisais surtout les réseaux sociaux pour maintenir un semblant de lien avec mes amies, mais je me suis vite retrouvée à passer de longues heures dans ces Wikipédia de parents. J'ai rapidement repéré les mamans qui me ressemblaient et j'ai eu de véritables coups de cœur.

— Amy

CE QUI SE PASSE EN LIGNE RESTE EN LIGNE?

L'arrivée récente des médias sociaux dans nos vies a eu l'effet d'une bombe. Les plateformes qui étaient proposées auparavant (MySpace, ICQ, MSN, etc.) étaient certes attirantes, mais nous étions loin de l'engouement et du nombre d'utilisateurs que comptent aujourd'hui Facebook, Twitter ou Instagram. Ce qui est d'autant plus intéressant, c'est la place que la parentalité occupe aujourd'hui sur ces réseaux sociaux. Lorsque vous avez appris que vous étiez enceinte, avez-vous publié un statut sur Facebook? L'avez-vous annoncé à votre entourage sur Messenger? Il est évocateur tout de même de voir qu'à ces moments marquants de vie, ces formes de médias occupent maintenant une place de choix. Qui dit médias sociaux dit également algorithmes. Vous avez probablement remarqué que, dès vos premières recherches en ligne en rapport avec votre grossesse, des publicités de couches, de vêtements pour bébés ou d'activités de yoga prénatal vous ont été proposées. Mais quel effet cela a-t-il sur vous?

Les médias sociaux représentent un parfait exemple de contradiction moderne. D'une part, ils permettent à plusieurs mères de briser l'isolement grâce aux amitiés qu'elles peuvent lier en ligne sur les différents réseaux. Certaines de ces amitiés se transportent dans la vraie vie et donnent lieu à des liens solides et à une entraide entre futures mamans qui est souvent belle à voir. Les divers groupes qui s'affichent sur les médias sociaux représentent une façon simple, accessible et pratique de trouver des femmes ayant des vécus très semblables au vôtre. La distance et la protection qu'offre l'écran permettent parfois de se dévoiler aux autres plus facilement et favorisent les échanges. Cela dit, les médias sociaux peuvent aussi devenir stressants parce qu'ils créent un espace dans lequel nous côtoyons des inconnus qui ont des valeurs et des façons de faire différentes des nôtres. Cela explique en partie pourquoi tant d'échanges dérapent en ligne et sur toutes sortes de sujets parmi lesquels la grossesse et la parentalité ne font pas exception. Ainsi, s'il y a bien quelque chose qui ajoute de la pression aux parents, c'est également tout ce qui se trouve sur les médias sociaux. L'important est de trouver un équilibre dans tout cela, ce qui n'est pas toujours simple.

LA GROSSESSE EST TOUJOURS PLUS BELLE DANS LA COUR DE LA VOISINE

Ce n'est pas nouveau, les parents ont tendance à se comparer aux autres pour évaluer ce qu'ils font. Si nos mères et nos grands-mères le faisaient au parc, dans les repas de famille ou à l'église, cette tendance se poursuit aujourd'hui sur des plateformes technologiques, principalement sur les réseaux sociaux. Ce qu'il y a de particulier et de nouveau avec ceux-ci, c'est leur caractère omniprésent qui nous envahit de photos, de vidéos, de tutoriels et d'articles de tout genre.

> **« Tout le monde met le meilleur, le plus beau et annonce de belles nouvelles sur Facebook. C'est la même chose pour la grossesse ! On y voit des photos de belles chambres, ainsi que de fêtes et d'activités prénatales. Malgré notre volonté de ne pas céder à la comparaison, nous avons tous une journée nulle durant laquelle la vie des autres a l'air beaucoup plus amusante. »**
>
> — Martina

Il est très intéressant de se pencher sur les deux questions suivantes : quelle influence ce flux d'informations a-t-il sur vous et quelles sont vos raisons de participer à ce tourbillon ? Par exemple, lorsque vous partagez des photos de la future chambre de votre bébé, de l'évolution de votre ventre ou des invités de votre fête prénatale, qu'en retirez-vous ? (Comme pour tous les exercices que vous êtes invitée à faire dans ce livre, ici, votre honnêteté sera votre plus belle alliée.) Est-ce un besoin de reconnaissance ? Une façon de recevoir de l'attention ? Une manière d'entrer en relation ou d'ouvrir le dialogue? Souhaitez-vous uniquement partager ce moment de vie avec votre famille nombreuse? Répondre à ces questions peut vous aider à mettre le doigt sur les raisons qui vous amènent à utiliser les réseaux sociaux.

En répondant à ces questions, peut-être réaliserez-vous qu'il vous est possible de combler un besoin précis sans passer uniquement par les médias sociaux. Ainsi, si vous cherchez avant tout à créer des liens, cela indique probablement qu'il manque des personnes significatives dans votre vie. En diversifiant vos réseaux ou en reprenant les pistes de réflexion du chapitre 7, vous pourriez satisfaire votre besoin en diversifiant vos sources de satisfaction.

Le besoin de se comparer

Si, en toute honnêteté, vous reconnaissez que vous utilisez les réseaux sociaux pour vous comparer, réfléchissez à la raison pour laquelle vous ressentez ce besoin. Il y a deux raisons qui peuvent expliquer pourquoi la recherche d'approbation passe pour vous par la comparaison. Premièrement, dans les situations de performance, l'humain cherche à savoir s'il est bon. Imaginons que vous et votre amie, qui est aussi enceinte, étiez aussi sportives l'une que l'autre, et de même niveau, avant votre grossesse. Vous remarquez sur les médias sociaux qu'à trente-sept semaines, elle participe à plusieurs activités alors que vous éprouvez de la difficulté à garder le rythme depuis votre trente-deuxième semaine. Vos grossesses sont pourtant similaires! Lorsque vous découvrez cela, vous avez probablement des doutes sur votre état physique et vous pourriez vous dire, par exemple, que vous n'avez pas fait suffisamment de sport depuis le début de votre grossesse pour stimuler votre cardio.

À l'opposé, si vous regardez les photos d'une autre amie enceinte, mais en sachant que sa grossesse la limite physiquement depuis sa vingt-cinquième semaine, vous considérez sûrement que vous êtes en forme malgré vos quelques limitations. Ainsi, au lieu du doute ou d'une certaine culpabilité, vous ressentez de la fierté après avoir vu ses photos. Pourtant, dans les deux cas, ce ne sont pas vos caractéristiques à vous qui ont changé, mais bien celles de la personne avec qui vous vous comparez. « Est-ce que je suis bonne ? » est la question de base de l'analyse personnelle qui vous amène à évaluer votre état et votre performance, et qui peut par la suite vous motiver à modifier un comportement.

La deuxième raison qui incite les humains à se comparer entre eux est la recherche de valorisation de soi. Nous cherchons à nous comparer non seulement pour savoir si nous « sommes bons », mais aussi dans le but de nous sentir meilleurs que l'autre. C'est ce qu'on appelle la *comparaison descendante*. Prenons l'exemple de cette amie enceinte qui vit une situation précaire sur le plan professionnel et financier. Si vous lisez ses publications sur les médias sociaux et que cela suscite chez vous le sentiment que votre situation est plus positive que la sienne, alors vous pensez : « Au fond, tout va bien pour moi, ça aurait pu être pire. » La comparaison descendante est la plus fréquemment utilisée par les humains. Elle explique entre autres pourquoi, sur les médias sociaux, nous gardons parfois des « amies » qui sont en fait de vieilles connaissances avec lesquelles nous n'avons plus aucune relation, mais qui nous sont « utiles » parce que nous pouvons les juger négativement, en médisant ou en nous attristant de leur sort. Ces personnes qui servent notre comparaison descendante ont un effet bénéfique sur notre estime personnelle.

En revanche, si votre but est de vous perfectionner, vous allez chercher à vous comparer à une personne que vous jugez légèrement meilleure que vous, puisque cela vous incitera à imiter ce que vous observez. On parle alors de *comparaison ascendante*, qui vous permet de récolter de l'information utile pour vous inspirer. Les blogues de mamans, extrêmement populaires par les temps qui courent, s'inscrivent dans cette logique. Les mamans qui tiennent ces blogues vous donnent accès à leur réalité. Si vous les admirez, alors vous aurez tendance à les suivre pour prendre exemple sur leurs idées ou leur mode de vie. Il est vrai que certains blogues misent maintenant sur l'imperfection du vécu des femmes enceintes ou des nouvelles mamans, mais il n'en demeure pas moins que cela ne représente qu'un moment précis dans une réalité globale à laquelle vous n'avez pas accès. Vous rappeler que vous n'avez pas le portrait complet de la situation peut vous aider à prendre le recul nécessaire pour ne pas trop vous comparer.

EXERCICE : L'envers du décor

Trouvez une photo d'une femme enceinte ou d'une nouvelle maman sur les réseaux sociaux. Cela peut être une personne de votre entourage ou une personnalité publique. Notez les choses suivantes :

- **Ce que je vois, c'est :**
- **Ce que pourrait être la réalité, c'est :**

EXERCICE : Suite

Évidemment, vous n'avez pas accès à la vraie réalité de cette personne. Ici, on ne se concentre pas sur elle, mais bien sur vous, sur votre processus de pensée. L'objectif est surtout de prendre conscience que vous considérez peut-être trop souvent que la situation est bien différente et parfaite chez les autres. En questionnant vous-même cette réflexion, vous pourriez réussir à prendre le recul nécessaire sur cette perception : « Et si, finalement, ce que je pense est souvent embelli ? Et si cette personne avait une réalité plus semblable à la mienne que je le crois ? » Cette nouvelle perspective peut vous aider à moins vous juger ou du moins à éviter de donner du pouvoir aux illusions qui vous nuisent.

Profitez de votre grossesse pour analyser vos abonnements sur les réseaux sociaux. Pourquoi avez-vous choisi ces blogues ? Pourquoi vous attirent-ils et en quoi sont-ils inspirants pour vous ?

Vous pourriez également faire l'exercice de sélectionner un article que vous avez trouvé motivant. Quel genre d'émotions vous a-t-il fait vivre ? Peut-être remarquez-vous que les billets plus personnels vous font réfléchir sur votre vie et vous aident à cheminer. Maintenant, choisissez-en un qui vous a fait ressentir de la culpabilité ou de l'anxiété. Pourquoi est-ce le cas ? Est-ce parce qu'il rapporte des résultats d'études qui vous amènent à douter de vos compétences parentales ? En trouvant ces réponses, vous pourriez mieux connaître le registre des lectures qui vous conviennent le mieux. C'est une information supplémentaire pour vous aider à limiter votre consommation de médias sociaux.

Apprendre à se centrer sur soi

Se comparer aux autres peut aider, mais il est important de poser aussi tout simplement un regard sur soi-même. Vous avez cette capacité de comparer, par exemple, votre situation actuelle et une autre qui appartient à votre passé. Ainsi, face à des gens qui sont meilleurs ou moins bons que vous, vous pourriez plutôt décider de vous concentrer sur différentes parties de *votre* vie. Il peut être rassurant de constater tout le chemin que vous avez parcouru jusqu'à présent et motivant de vous réjouir de votre évolution et de vos apprentissages sur vous, vos besoins, votre couple et vos limites, entre autres. Cette rétroaction centrée sur votre vie peut vous aider à ressentir de la fierté. Elle vous permet de profiter de la comparaison descendante si vous la considérez sur le plan temporel. Vous êtes alors fière de ce que vous êtes devenue avec le temps plutôt que de tirer cette valorisation d'une comparaison avec les autres. Il peut arriver que cette comparaison soit ascendante et que vous jugiez négativement votre situation actuelle en comparaison avec votre passé. Cela peut certes être déprimant, mais c'est également un levier pour explorer ce que vous aimeriez changer dans votre vie.

En regard de votre grossesse, êtes-vous capable de mettre le doigt sur ce qui vous affecte le plus. Votre couple ? Vos finances ? Votre santé physique ou mentale ? En réfléchissant aux sphères à travailler, vous pourriez prendre le temps d'améliorer votre sort et d'augmenter votre satisfaction personnelle. Par exemple, il est peut-être temps de passer de doux moments en couple avant l'arrivée de bébé, de rappeler à certains collègues que vous devez en faire moins pendant votre grossesse ou de faire appel à des professionnels pour vous aider sur le plan physique ou mental.

MIROIR, DIS-MOI...

En plus du besoin de comparaison, les médias sociaux peuvent combler un besoin de savoir ce que les autres pensent de vous. C'est ce qu'on appelle la *rétroaction sociale*. Cela peut vous aider en vous confirmant, par exemple, que votre personnalité est appréciée ou que vos idées sont intéressantes. Lorsque vous publiez une photo de vous enceinte sur Instagram et qu'aussitôt plusieurs *likes* apparaissent, cette réaction vous suggère que votre action était la bonne, que les gens aiment ce que vous partagez et que vous êtes appréciée. Au contraire, si votre publication passe totalement inaperçue, vous pourriez remettre en question votre action (« Peut-être que finalement ma grossesse n'intéresse personne... ») et la pertinence de laisser la photo en ligne. Après tout, il est sûrement préférable de supprimer ce partage si les gens ne vous montrent pas que c'est positif ? C'est souvent ce besoin de rétroaction sociale qui explique la recherche de *likes*. Soulignons ici que c'est votre perception de ce que les gens pensent qui vous amène à agir et non ce qu'ils pensent réellement de vous. Et il y a là une grosse différence !

> **« J'ai trop longtemps eu peur de déplaire. Si j'étais encore cette même fille aujourd'hui, je pense que je ne ferais que me censurer sur Facebook de peur qu'on me mette des étiquettes. J'essaie de partager les moments de ma vie qui me font plaisir et, en revanche, je m'attarde aux publications que je trouve inspirantes. »**
>
> — Maïka

Certaines femmes enceintes sont plus sensibles que d'autres à l'effet des médias sociaux. Cela semble être particulièrement le cas pour celles qui cherchent, dès le début de la grossesse, à être des mères parfaites ou qui s'identifient fortement à leur rôle de futures mères. Elles ont tendance à publier fréquemment des photos ou des statuts en lien avec leur grossesse. Si c'est votre cas, peut-être qu'inconsciemment vous recherchez par l'intermédiaire des réactions en ligne une approbation extérieure qui vous confirme que vous faites les bonnes choses pendant votre grossesse et que vous serez une bonne mère. Vous questionner sur la personne que vous êtes à travers le regard des autres peut avoir autant des effets positifs que négatifs sur votre humeur.

Comme l'humain est un être fondamentalement social, il est impossible d'être totalement imperméable à ces mécanismes sociaux. Toutefois, ce sont les facteurs « sans filtre » et « sans fin » des médias sociaux qui peuvent devenir parfois trop intenses. Pourquoi ne pas plutôt miser sur vos relations significatives pour obtenir la rétroaction sociale dont vous ressentez le besoin ? Ces gens vous connaissent mieux et, réciproquement, vous pourrez mieux comprendre leurs réactions ou leurs commentaires à votre égard. Cela dit, l'idée n'est pas de démoniser les médias sociaux, bien au contraire ! Il s'agit de s'assurer que leur impact demeure positif et agréable pour vous.

Alors que, pour certaines femmes, il sera utile de modérer le recours aux médias sociaux, pour d'autres, il pourrait être intéressant d'y passer plus de temps. Par exemple, si vous êtes peu active sur ces réseaux, vous pourriez profiter de votre grossesse pour réfléchir à votre socialisation. Si vous avez un petit réseau de personnes significatives dans votre vie, les médias sociaux pourraient vous être utiles pour briser l'isolement ou encore trouver une oreille disponible, compatissante et compréhensive. Peu importe les décisions que vous prendrez par rapport aux médias sociaux dans votre vie, la clé d'une bonne utilisation se trouve dans l'équilibre !

EXERCICE : Un petit sevrage ?

Seriez-vous prête à faire le test de vous retirer des médias sociaux pendant quelques jours et de noter les inconforts que cela vous fait vivre ? Réfléchissez à ce qui vous manque. Les échanges avec les autres ? L'accès rapide à l'information ? La possibilité de partager votre vie avec les autres ? Observez aussi les répercussions que cette coupure a sur votre bien-être mental et ce que vous avez fait différemment pendant cette période de pause. Avez-vous repris des activités qui vous étaient chères ? En avez-vous profité pour lire davantage ou voir vos amies ? Cette période d'« abstinence » peut vous amener à réfléchir sur les effets que vos relations virtuelles ont sur qui vous êtes en ce moment.

Le piège de l'idéal

Vous retirer des médias sociaux pendant une courte période peut vous permettre de voir l'effet qu'ils ont sur vous aujourd'hui, mais aussi dans le futur. En effet, vos rêves et vos aspirations peuvent être influencés par ce que vous voyez sur les médias sociaux. Par exemple, en naviguant sur Facebook, vous tombez sur une publication qui raconte un accouchement en mots et en images. Cette lecture peut vous amener à désirer accoucher en utilisant cette méthode dont vous entendez parler pour la première fois. Cela peut certes se produire également lorsque vous discutez avec une amie à propos de son accouchement, mais à la différence que, dans ce cas, vos échanges vous donneront la possibilité de voir les avantages et les inconvénients de l'événement qui vous est rapporté et, donc, de moins vous le représenter comme « idéal ». De manière toute simple, c'est le contraste entre le réel et l'idéal qui explique souvent les émotions que nous ressentons après coup. Plus vous vous êtes attachée à un idéal, plus vous risquez de vous sentir triste si cet objectif n'est pas atteint. En revanche, si votre souhait se concrétise, alors vous aurez plutôt un sentiment d'accomplissement.

Dans un contexte de périnatalité où l'imprévisible n'est jamais bien loin, il peut vous être bénéfique de demeurer le plus ouverte possible aux différents scénarios susceptibles de se produire. Vous avez vu sur le compte Facebook d'une ancienne collègue qu'elle a accouché avec la méthode Bonapace et cela vous motive à tenter de faire la même chose ? Tant mieux ! Mais peut-être que vous devriez lire également, pour vous rassurer, sur des accouchements qui se sont déroulés autrement, mais qui se sont tout de même bien passés. Prendre conscience de ce registre possible d'expériences positives mais différentes peut vous aider à rester ouverte à l'expérience unique que vous vivrez lorsque le moment sera venu. Avoir des idéaux, c'est bien, mais n'oubliez pas que le présent sera toujours ce qui est le plus fidèle à la réalité.

Les médias sociaux influencent aussi ce que vous, ou votre entourage, pensez de qui vous devriez être. Lorsque vous vous dites que les femmes enceintes que vous voyez sur votre fil ne semblent pas prendre beaucoup de poids pendant leur grossesse et qu'il faudrait donc que vous n'en preniez pas trop non plus, vous vous imposez une responsabilité à travers ce message. Ce poids de l'exigence peut causer de la culpabilité lorsque les choses ne se produisent pas comme vous l'auriez voulu. Dans ce cas précis, vous pourriez penser que vous auriez dû faire davantage d'exercice physique ou encore manger des aliments plus sains. À l'inverse, si vous respectez cet objectif de prise de poids, vous vous sentirez sécurisée sur le plan psychologique. En d'autres mots, vous n'aurez pas à faire face à une image négative de vous-même et, encore une fois, ce que vous trouvez sur Facebook, Twitter, Instagram ou Pinterest a une influence sur le type d'exigence que vous vous imposez. Si, par exemple, l'inscription à des cours de tout genre est valorisée sur vos réseaux sociaux, il est possible que vous vous imposiez également cette exigence. Pourtant, ce n'est peut-être pas pour vous que vous le faites, mais bien pour répondre à ce qui semble correspondre aux attentes de votre milieu.

C'est en vous recentrant sur qui vous êtes en ce moment que vous pourrez réfléchir à ce que vous voulez vraiment et au type de messages qui vous influencent. Espérez-vous de façon trop rigide que votre grossesse et votre maternité se déroulent d'une façon précise ? Est-ce que ce que vous vous imposez est trop angoissant ? Tout cela est possible lorsqu'on se base trop sur ce qu'on voit des autres. En faisant ce tri sur les médias sociaux ou encore en optant pour une pause, peut-être serez-vous en mesure d'intégrer davantage le présent en faisant du mieux que vous pouvez, avec l'information que vous avez en main à ce moment précis !

EXERCICE : Comme les cinq doigts de la main

Trouver son équilibre pour que l'utilisation des médias sociaux vous soit bénéfique sans qu'ils prennent trop de place dans votre vie peut être parfois difficile. C'est en prenant le temps de réfléchir à votre comportement à l'égard des réseaux sociaux que vous serez plus à l'affût de ce qui vous convient ou non. Voici un petit exercice pour vous aider à faire un petit tour de la situation.

Tracez votre main sur une feuille. Inscrivez dans chacun de vos doigts :

- (pouce) un groupe, une page ou une personne qui vous fait du bien sur les réseaux sociaux ;
- (index) un groupe, une page ou une personne que vous ne connaissez pas, mais que vous aimeriez découvrir davantage (ex. : un autre groupe de parents ou une page sur un thème qui vous intéresse) ;
- (majeur) un groupe, une page ou une personne qui vous fait souvent ressentir de la frustration sur les médias sociaux ;
- (annulaire) un groupe, une page ou une personne que vous connaissez déjà, mais à qui vous aimeriez consacrer davantage de temps ;
- (auriculaire) une promesse pour améliorer votre utilisation des médias sociaux.

CHAPITRE 9

C'est l'heure !

C'est étrange, j'ai peur d'accoucher, mais en même temps j'ai hâte de rencontrer ma fille. Ce qui me fait peur, c'est la douleur. Je n'y suis déjà pas tolérante de façon générale, alors quand j'entends les femmes autour de moi raconter combien elles ont eu mal durant leur accouchement, je crains le pire.

— Zoé

REVISITER LE DÉBUT DE LA GROSSESSE

Vous voyez probablement votre accouchement comme le point culminant de votre grossesse. Après tout, on utilise couramment les termes « prénatal » et « postnatal » pour bien montrer qu'il y a un moment précis où on passe de femme enceinte à maman. Toutefois, l'accouchement fait également partie d'un processus continu dans lequel s'inscrivent plusieurs thèmes examinés jusqu'ici. Faisons un retour en arrière en commençant par votre désir d'enfant. Si vous désiriez cette grossesse depuis un bon moment, vous vous dites probablement : « Enfin ! » à l'idée de rencontrer votre bébé. Vous avez peut-être même hâte de vivre votre accouchement plutôt que de l'imaginer sans cesse. Malgré un petit sentiment de vertige à la pensée d'accoucher, vous gardez une certaine sérénité et, comme la majorité des femmes, vous réussirez à cheminer sans que l'anxiété vous envahisse tous les jours. À l'inverse, il est possible que si vous avez un peu hésité à garder ce bébé, votre ambivalence se fasse davantage sentir à quelques semaines d'accoucher et que vos inquiétudes du départ vous reviennent en tête : « Est-ce que ma situation est trop précaire ? », « Est-ce que je serai capable de faire entrer un enfant dans ma vie ? » Ces questions peuvent resurgir parce que l'approche de l'accouchement rend tout à coup plus concret ce moment dont vous redoutez certaines facettes.

Lorsque vous serez près d'accoucher, il peut être intéressant de prendre le temps de vous remettre dans l'état d'esprit où vous étiez par rapport à l'arrivée de votre enfant au cours de votre premier trimestre. Qu'est-ce qui caractérisait cet état ? Une grande joie ? Une surprise mêlant bonheur et doute ? Une grande angoisse ? Demandez-vous, sur une échelle de 1 à 10, à quel point vous désirez cet enfant aujourd'hui. Est-ce que quelque chose a changé dans votre état d'esprit ? Si votre désir est resté similaire ou a augmenté, votre accouchement est probablement positivement attendu. Si votre évaluation a diminué, cette transition peut vous sembler plus difficile. Il est peut-être temps pour vous d'en parler à un professionnel de la santé mentale afin d'être accompagnée dans les étapes à venir.

APPRIVOISER L'INCONNU

Sans douter de votre désir d'enfant, il est tout à fait possible que vous éprouviez de la peur et du stress en pensant à votre accouchement. Pour certaines, la grossesse permet d'apprivoiser ces émotions, et la préparation à l'accouchement peut aider à diminuer cette peur. Pour d'autres, c'est l'excitation de la rencontre avec bébé ou la fatigue d'être enceinte qui prend le dessus et qui vient tempérer la peur et les émotions plus négatives. Si, à la veille de donner naissance à votre enfant, vous ne vous sentez pas à l'aise avec cette idée, il peut être bénéfique pour vous de discuter avec votre obstétricien ou votre sage-femme du déroulement prévu de votre accouchement. Cet échange vous aidera certainement à réduire la zone d'inconnu qui entoure ce dernier si cela vous semble nécessaire. Demandez-vous ce qui vous ferait du bien et donnez-vous toutes les chances d'apprivoiser l'inconnu. Parfois, ce sont les cours prénataux ou les histoires d'accouchement de vos amies qui parviendront à vous rassurer. Dans des cas plus rares, des femmes ont une phobie d'accoucher, ce qu'on appelle la *tocophobie*. Si vous croyez que c'est votre cas, sachez que des thérapies spécialisées existent et qu'elles peuvent vous aider.

EXERCICE : La force en moi

Choisissez un objet qui représente pour vous l'accouchement. Cela peut être quelque chose de réconfortant qui symbolise la force, l'amour, la grossesse, l'excitation, la fébrilité ou n'importe quel autre sentiment positif. Placez-le dans votre valise d'accouchement et, le moment venu, gardez-le bien en vue pour vous rappeler que cet instant investi en pensée et de façon symbolique est maintenant arrivé.

Faire le tri dans les influences

Tout comme ce que vous trouvez sur Internet, le message sociétal ambiant, notamment sur les médias sociaux, influence votre perception de l'accouchement. Ainsi, certaines sociétés valorisent l'accouchement naturel, alors que d'autres privilégient les interventions médicales. Votre sentiment d'être bien comprise par les gens qui vous entourent ou, à l'inverse, votre impression de devoir continuellement justifier vos choix peuvent être largement influencés par le rapport existant entre vos valeurs et le milieu dans lequel vous évoluez. S'ils concordent assez bien, vous avez le sentiment qu'on vous soutient et qu'on approuve vos décisions, tandis que si ce n'est pas le cas, vous pourriez ressentir un certain isolement, ce qui peut être pénible alors que vous êtes sur le point de devenir mère.

Vos parents et votre conjoint ou conjointe jouent nécessairement un rôle important dans la façon dont vous abordez votre accouchement. Par exemple, si votre partenaire décide de ne pas y assister, cela peut susciter en vous frustration et insécurité. À l'inverse, son implication soutenue à cette étape importante vous sera d'une grande aide sur le plan émotionnel.

Pendant l'accouchement, vous aurez besoin de vous concentrer sur vous, votre corps et votre bébé. Le soutien que vous ressentirez de la part de votre partenaire et de l'équipe soignante vous permettra de vous appuyer sur eux dans les moments que vous trouverez plus difficiles. Quant aux autres membres de votre famille, la pensée qu'ils se soucient de vous et qu'ils ont hâte d'avoir de vos nouvelles, dans la salle d'attente ou à l'autre bout du fil, est souvent suffisante pour que vous vous sentiez entourée. Profitez des derniers moments de votre grossesse pour réfléchir au genre de communication que vous aimeriez avoir avec votre entourage au moment de l'accouchement et n'hésitez pas à le lui faire savoir. Lorsque certains liens familiaux sont plus fragiles, faites appel à vos amies et amis.

Face à la douleur

Votre façon d'aborder la douleur est également teintée des messages que vous avez entendus. Vous avez sûrement remarqué que les médias diffusent davantage d'images dans lesquelles les femmes se rendent en catastrophe à l'hôpital, sont d'humeur exécrable et accouchent allongées sur le dos, victimes totales de la douleur des contractions. Pourtant, il y a bien mille façons de vivre un accouchement ! Certaines femmes y arrivent de manière plutôt zen, alors que d'autres deviennent incontrôlables sur le plan émotionnel. Certaines accouchent dans un lit ; d'autres, dans l'eau. Bref, malgré ce qu'on a pu vous montrer et vous raconter, malgré ce qu'on semble attendre de vous, rappelez-vous que c'est le moment présent qui vous guidera tout au long de votre accouchement. C'est un moment où chacun contribue à sa façon au bon déroulement des choses. Les professionnels, votre partenaire ou un membre de votre entourage, vous et votre bébé ferez équipe pendant ce temps et c'est la force de la cohésion entre tout ce beau monde qui sera la plus rassurante.

PISTE DE RÉFLEXION

Si vous ressentez du stress face à l'accouchement, faites une liste des phrases encourageantes que vous aimeriez entendre dans les moments plus difficiles. Partagez-la avec votre partenaire pour qu'il ou elle puisse en prendre connaissance avant votre accouchement.

FAIRE DES CHOIX QUI VOUS RESSEMBLENT

Votre personnalité de même que la perception que vous avez de votre corps et votre confiance en lui sont également à considérer dans la perspective de votre accouchement. Imaginez-vous que, pendant celui-ci, votre corps sera à l'entière disposition de votre bébé et que vous serez sereinement ouverte à l'imprévisible? Vous êtes dans ce cas probablement excitée et abordez l'accouchement en ayant confiance dans la capacité de votre corps de vous guider et de s'ajuster à chacune des étapes que vous traverserez. Cela dit, toutes les femmes ne se projettent pas dans leur accouchement avec de telles images.

Peut-être avez-vous plutôt en tête un accouchement au cours duquel vous aurez besoin de sentir que vous contrôlez tout ce que vous pouvez. Un plan de naissance détaillé sera pour vous rassurant, et plus il sera respecté, plus vous aurez le sentiment que votre accouchement se déroule bien parce qu'il représente pour vous non pas une occasion de vous ouvrir à une expérience nouvelle, mais tout simplement un intense quart d'heure à passer pour enfin voir votre bébé.

Quelle que soit votre conception de l'accouchement, l'important est surtout de faire les choix qui correspondent à la femme que vous êtes. Accoucher n'a rien d'une compétition et il ne doit pas y avoir de place dans ce moment pour la comparaison. Peu importe le nombre d'heures, le lieu ou le type d'intervention, ce qui compte, c'est d'abord de vivre et de traverser votre accouchement tant sur le plan physique que psychologique. Dans les deux volets de votre expérience, permettez-vous de faire du mieux que vous pourrez, avec les connaissances que vous aurez à ce moment-là. Si vos attentes sont trop précises ou trop rigides, vous défiez le caractère imprévisible de l'accouchement et c'est à partir de ce moment que les choses peuvent s'avérer plus décevantes, angoissantes ou tristes. Ne l'oubliez pas: plus l'écart entre votre idéal et la réalité est grand, plus vous êtes susceptible de vivre ce type d'émotions négatives. Ainsi, en prenant le temps de remettre en question vos attentes et de réfléchir aux possibilités réelles, vous pourriez vous permettre de diminuer cet écart et son effet sur vos émotions.

EXERCICE : Je m'ouvre à l'imprévu

Écrivez sur une feuille: « Je serais triste/fâchée/déçue si mon accouchement… » Puis complétez la phrase en décrivant le scénario qui susciterait chez vous de telles émotions et pourquoi cela serait si terrible. De l'autre côté de la même feuille, écrivez: « Je serais contente/soulagée/fière si mon accouchement… » Puis décrivez la meilleure façon dont les choses pourraient se dérouler.

Retournez au recto de la feuille et précisez en quelques lignes le type d'aide que vous aimeriez recevoir ou ce que vous pensez faire si votre accouchement se déroulait de la façon non souhaitée. Partagez ces réponses avec la ou les personnes qui assisteront à votre accouchement. Cela leur permettra de mieux vous soutenir si les choses ne se passent pas selon vos espérances.

PARCE QUE ÇA N'ARRIVE PAS QU'AUX AUTRES

Accoucher peut aussi être synonyme de moments plus difficiles à vivre. Malheureusement, vous n'êtes pas à l'abri d'accueillir votre bébé de façon prématurée, même s'il s'agit d'une avenue à laquelle on ne réfléchit pas quand on est enceinte, souvent pour éviter des angoisses inutiles. Il est en outre possible que votre plan de naissance soit mis de côté pour faire place à une césarienne d'urgence. Certaines femmes expriment clairement leur sentiment d'impuissance dans ces moments-là. Tout se passe si vite qu'il est parfois difficile de comprendre le tourbillon dans lequel elles peuvent se trouver soudainement précipitées. Dans des cas plus malheureux, l'arrivée du bébé peut également se solder par un grand deuil. Les morts *in utero* existent. Les bébés qui ne survivent pas à l'accouchement existent aussi, tout comme ceux qui décèdent quelques jours après leur naissance. Il y a aussi les nouveau-nés qui reçoivent des diagnostics plus ou moins alarmants, mais qui, dans tous les cas, font vivre des émotions très intenses à leurs parents.

> **« C'est fou comme on parle peu, ou en tout cas pas assez pour s'y préparer, de césarienne, de prématurité ou des possibilités de complications avec nos amies ou notre médecin. Pourtant, ça peut arriver à tout le monde ! Personnellement, je n'étais pas préparée à cette éventualité et je crois que si je l'avais été, j'aurais vécu mon accouchement un peu plus sereinement. »**
>
> — Marianne

Heureusement, la majorité des accouchements se déroulent bien ! L'important ici est de se rappeler qu'il existe de nombreuses associations ou groupes d'entraide pour soutenir les parents qui doivent traverser l'inattendu. N'hésitez surtout pas à faire appel à eux. Même lorsque vous croyez que vous n'en aurez pas besoin, il peut vous être utile d'établir un premier contact ou, du moins, de vous renseigner sur les services qui sont offerts. En cas de besoin, cette aide s'avérera très précieuse.

L'HEURE DE LA RENCONTRE

Quelques secondes séparent le moment où vous poussez pour la dernière fois et celui où vous rencontrez votre petit bébé. Vous le trouverez peut-être instantanément très beau, ou alors vous serez déstabilisée que ce ne soit pas le cas, pour une raison ou une autre qui vous sera très personnelle. Le type d'accouchement que vous aurez traversé pourrait d'ailleurs teinter votre capacité à apprécier ces premiers moments. Si vous vivez un accouchement très douloureux, que vous ressentez une certaine amertume face à l'aide reçue de l'équipe médicale ou de votre partenaire, vous pourriez être encore trop marquée par votre souffrance pour accueillir votre bébé. Il est aussi possible que le bonheur vous fasse oublier subitement toutes vos contractions. Encore une fois ici, tout est possible. Donc, soyez ouverte à rencontrer... l'inattendu !

EXERCICE : L'ici et maintenant

Voici un petit exercice qui vous permettra d'apprécier pleinement le moment de la rencontre lorsqu'elle aura lieu. Il consiste à manger un grain de raisin - ou n'importe quel autre petit aliment... Vous vous dites probablement qu'il n'y a rien là d'extraordinaire parce que c'est quelque chose que vous avez fait à maintes reprises dans votre vie. C'est vrai, mais, cette fois, je vous propose de le faire différemment. Allez chercher un grain de raisin maintenant dans votre réfrigérateur. À ce stade-ci, vous avez peut-être envie de lire les consignes jusqu'au bout pour connaître tout de suite le déroulement et le but de l'exercice. C'est votre choix, mais il est préférable d'y aller au fur et à mesure, dans l'ici et maintenant.

À présent que vous avez votre grain de raisin dans le creux de votre main, regardez-le de très près. Prenez le temps de constater comme il est rond. Observez sa couleur. Peut-être a-t-il des taches ? Remarquez son poids. Vous trouvez ces consignes très étranges ? Laissez cette idée filer et revenez à ce grain de raisin que vous tenez. Regardez-le sous différents angles et notez tous les aspects de ce petit fruit. Maintenant, tenez-le entre vos doigts. Est-il mou ou dur ? Est-il un peu collant ou plutôt sec ? Si une pensée vous vient à l'esprit - par exemple si vous vous interrogez parce que vous ne comprenez pas du tout le rapport entre ce raisin et la maternité -, prenez-en conscience, mettez-la de côté et ramenez votre attention au fruit.

EXERCICE : suite

Portez le grain de raisin près de votre oreille. Quel genre de bruit entendez-vous lorsque vous le roulez entre vos doigts ? L'entendez-vous craquer ? Est-ce plutôt le frottement de vos doigts sur sa peau ? Ensuite, sentez-le. Prenez le temps encore une fois de vivre ce moment. Observez ce qui vous est transmis par vos narines. Si une autre réflexion surgit, laissez-la aller et concentrez-vous à nouveau sur le moment présent.

Regardez le grain de raisin une dernière fois, puis portez-le à vos lèvres. Remarquez comment votre bras se met en mouvement. Restez attentive à tout ce que vous ressentez dans votre bouche. Avez-vous salivé ? Lorsque vous êtes prête, ouvrez la bouche et déposez-y le grain de raisin. Notez comment votre langue se place pour l'accueillir. Observez comment votre mâchoire se positionne spontanément pour se préparer à le croquer. Faites une petite pause pour reconnaître tout ce que vous ressentez à cet instant même. Est-ce de l'impatience ? Du désir ? Rien ? Prenez conscience de vos pensées et repoussez-les délicatement de votre esprit. Revenez à ce grain de raisin, et croquez-le ! Sentez comment il s'ouvre sous le contact de vos dents. Relevez les saveurs qui s'en dégagent. Notez comment votre bouche s'articule pour le croquer et l'avaler. Soyez attentive à ce qui se passe dans votre gorge. Il ne reste presque plus de raisin dans votre bouche maintenant. Profitez de ce goût qui reste dans votre bouche. Que ressentez-vous à ce moment précis ?

Vous venez de faire un exercice de pleine conscience. Vous l'avez peut-être trouvé étrange, mais remarquez comment vous avez laissé chaque pensée qui vous venait à l'esprit partir pour vous concentrer sur ce que vous viviez. Même si vous avez probablement mangé des milliers de grains de raisin dans votre vie, peut-être aurez-vous remarqué que le goût, la texture, l'odeur, le son ou le toucher de votre expérience étaient différents cette fois-ci. Vous avez pris le temps de vous concentrer sur ce grain de raisin comme si rien d'autre n'existait. Vous étiez dans l'ici et maintenant. Il est là, le lien avec la rencontre avec votre bébé. Lorsque vous le tiendrez dans vos bras, essayez de mobiliser vos sens sur ce que vous vivrez. Prenez le temps de le toucher, de le sentir, de le regarder, de poser vos lèvres sur sa peau et d'écouter les petits sons qu'il produit. Vivez cette expérience dans l'ici et maintenant. Faites-vous votre bulle d'expérience vraie et unique.

Avez-vous réalisé qu'aucune indication ne vous a été donnée pour apprécier positivement ou négativement ce grain de raisin ? Il aurait pu être trop mou, trop sucré ou tout simplement décevant. Tout comme, à l'arrivée de votre bébé, vous pourriez découvrir que vous ressentez des émotions tant négatives que positives. Il n'est pas important d'apprécier l'expérience, mais tout simplement de prendre le temps de la vivre dans la sincérité et, surtout, sans jugement envers vous-même.

CHAPITRE 10

Le quatrième trimestre

J'ai beaucoup expérimenté avec mon bébé avant de me faire confiance. Au fil des mois, j'ai appris à le découvrir, mais aussi à dire non aux conseils qui venaient de tous les côtés. C'est difficile de se faire sa propre idée avec tout ce qu'on entend et ce qu'on peut lire. J'ai compris que, finalement, la réponse se trouve dans ce qui se passe entre mon bébé et moi.

— Fabienne

APPRIVOISER LA TRANSITION

En amorçant votre dernier trimestre, vous aurez probablement le réflexe de penser que la fin est bien proche. On parle en effet couramment de trois trimestres en périnatalité, mais on pourrait dire qu'il en existe un quatrième. Après tout, les neuf mois de grossesse sont un processus de transition au cours duquel vous passez de femme à femme enceinte, puis à maman et, donc, rien ne se fait d'un seul coup. Ainsi, les trois premiers mois qui suivent la naissance de votre enfant seront à l'image de la grossesse. Par exemple, il est encore fort possible que vous vous sentiez vulnérable et que vous ayez grandement besoin de votre « village ». Cela fait du bien de sentir que des gens prennent soin de vous parce qu'accueillir votre nouveau rôle identitaire demandera du temps, de la patience et, surtout, beaucoup de bienveillance envers vous-même.

Au fil de votre grossesse, vous aurez sûrement vu un peu partout dans les médias des images de mères souriantes, bien coiffées et maquillées, cajolant leur nouveau-né, confortablement assises dans leur fauteuil dernier cri. Vous vous êtes peut-être même identifiée à ce portrait de la maternité qu'on vous a offert. S'il est vrai que c'est sensiblement ce qui se passe pour plusieurs mamans (les cheveux coiffés et le maquillage impeccable en moins), ce type de représentations maternelles laisse peu de place à la possibilité de vivre une autre réalité, celle que vous créerez à partir de *votre* propre expérience. Le problème avec ces images est qu'elles peuvent contribuer à vous faire douter de vous-même, puisqu'en vous comparant à elle, vous pourriez avoir l'impression que votre façon de vivre votre nouveau rôle n'est pas assez « ceci » ou encore qu'il est trop « cela ». Elles pourraient vous faire oublier que chaque expérience de maternité est unique et, donc, qu'elle est normale même si elle est différente des autres ou de ce qu'on vous a présenté.

Les images dont on vous a bombardée ne parlent pas du sentiment maternel qui pourrait manquer à l'appel, des pleurs de votre bébé qui vous feront peut-être grincer des dents, ni du fait que vous pourriez trouver difficile que votre enfant ne vous manifeste pas son attachement de façon explicite. Certaines mamans se sentent coupables de ne pas éprouver un sentiment maternel dès les premières semaines de vie de leur bébé. Pourtant, cela arrive bien fréquemment, même si, à l'inverse, certaines femmes n'ont besoin que de quelques secondes pour voir naître ce sentiment envers leur nouveau-né.

Se faire le cadeau du temps

La maternité, tout comme la grossesse, n'a rien d'une course ou d'une compétition. Ce qui est important n'est pas ce qui se passe pour les autres, mais bien ce qui se passe entre vous et votre enfant. Ce que vous pensez et ce que vous ressentez face à votre bébé peut être autant positif, négatif, ambivalent que neutre. Vous pourriez vivre un réel coup de foudre avec votre bébé ou, à l'opposé, sentir qu'une distance vous sépare parce que ce petit être vous semble plus étranger que familier même si vous l'avez porté pendant neuf mois. Chaque mère se construit à sa façon et à son rythme. Rappelez-vous que c'est toute une étape que d'endosser un nouveau rôle et qu'en fonction de votre histoire, de votre personnalité et de ce qui vous entoure, cette transition peut être plus ou moins facile à vivre.

Comme c'est le cas pour toute nouvelle rencontre, il se peut que vous ayez besoin de temps pour nouer un lien intime avec votre enfant. C'est en passant du temps avec votre bébé, en le regardant, en le portant et en le touchant que vous pourriez ressentir une plus grande connexion avec lui.

Si vous vous sentez distante, c'est peut-être parce que vous avez besoin de vous concentrer sur vous d'abord. Cela peut être le cas, par exemple, si vous vivez des difficultés diverses dans votre vie, que des conflits vous agacent ou encore que vous êtes encore marquée par votre accouchement. L'ambivalence peut également être un sentiment qui caractérise votre quatrième trimestre. Il est possible, en effet, que vous ressentiez de la joie, de la fierté et de l'excitation face à ces nouvelles petites choses que la maternité vous fait vivre, sans que cela vous empêche d'éprouver aussi de la peur, de l'angoisse, de la déprime ou de la frustration.

La bulle dans laquelle vous vivrez durant les premiers mois avec votre bébé vous permettra d'apprendre à le découvrir et à le connaître. Et tout comme son développement, votre nouvelle identité en tant que maman n'évoluera pas sur une ligne bien droite et continue. Au contraire, tous les mouvements sont possibles : l'évolution, la régression, les plateaux, et il est normal de connaître des moments de doute, de culpabilité ou des difficultés.

Cette réalité peut être éprouvante, mais ce sont également les moments difficiles qui peuvent agir de levier en vous donnant la possibilité d'en apprendre davantage sur vous, votre bébé et le duo que vous formez. C'est cela qui est encourageant : une relation se bâtit et chaque moment est une occasion de trouver un meilleur équilibre. Faites-vous confiance, à vous et à votre bébé. Vous saurez trouver la voie qui vous convient et qui est sécurisante pour vous deux.

EXERCICE : Toi que j'admire

Nommez une maman que vous admirez, non pas pour sa perfection, mais bien pour son humanité. En d'autres mots, choisissez une femme qui vous ressemble, qui a des forces, des faiblesses et que vous appréciez pour toutes ces facettes différentes. Cela peut être votre mère, tout comme une personne de votre entourage, une personnalité publique ou même un personnage fictif. Pensez à ce qui vous inspire chez elle. Décrivez cette femme en insistant davantage sur ses qualités en tant que personne, comme sa façon de lâcher prise, d'être accueillante ou son humour. Prenez ensuite le temps de trouver au moins un point que vous avez en commun avec cette personne. Lorsque vous douterez de vous dans votre rôle de mère, pensez à cette personne et à cette caractéristique commune qui vous lie. Dans les moments plus difficiles, insister sur un point positif à propos de vous, que vous partagez avec une personne admirée, pourra vous aider à vous défaire d'une pensée négative à votre égard, de votre culpabilité et, du même coup, à vous redonner un peu d'élan.

LE POUVOIR DE LA BIENVEILLANCE

Être mère permet de vivre beaucoup de beaux moments de douceur. Votre bébé dort dans vos bras paisiblement en vous tenant le petit doigt. Vous lui donnez le bain et vous voyez son regard calme et son corps bien détendu. Vous ne vous lassez pas des petites bouffées de son odeur qui vous montent au nez, et ce sont ces petits moments de bonheur qui nourrissent votre rôle de mère et votre relation avec votre bébé. On l'entend moins, mais les périodes plus difficiles sont tout aussi enrichissantes et formatrices. Souvenez-vous : être mère ne veut pas dire qu'il faut être parfaite, mais plutôt faire de son mieux.

Vous ressentirez parfois de l'angoisse, de l'impuissance et de la culpabilité face aux pleurs tenaces de votre enfant. Vous pourriez aussi éprouver de la frustration envers votre partenaire, votre bébé ou à votre égard parce que vous n'êtes pas en mesure de comprendre certains de ses besoins. C'est normal ! Vous n'êtes pas incompétente lorsque vous n'arrivez pas à satisfaire pleinement les désirs de votre bébé. Au contraire ! En tentant (tant bien que mal, parfois) d'ajuster vos réactions et vos gestes, vous montrez à quel point vous vous souciez de lui et de son bien-être. Soyez bienveillante envers vous-même. Vous apprenez, lui et vous, à trouver vos repères. Ayez confiance, vous y arriverez. Si ce n'est pas aujourd'hui, ce sera un peu plus tard, mais vous y arriverez.

Les premiers moments de votre vie de mère peuvent vous mettre fréquemment face au fait de ne pas savoir comment faire ce qui semble être si naturel pour d'autres. Certaines mamans se sentent coupables, par exemple, de ne pas parvenir à allaiter leur enfant aussi facilement qu'elles l'auraient souhaité. Elles se sentent responsables de la situation et maudissent leur corps de ne pas leur permettre d'atteindre cet objectif. L'accouchement et les changements hormonaux qui le suivent contribuent également à cet état de vulnérabilité. La fatigue qui s'accumule de jour en jour peut en outre vous rendre plus irritable et plus sensible à tout ce qui vous entoure, sans compter que le *baby blues*, c'est-à-dire un court épisode de déprime, peut se pointer dans les premiers jours suivant la naissance de votre enfant.

La maternité vient avec son lot de changements émotionnels qui sont tout à fait attendus, quoique parfois pénibles. C'est là que la force de l'entourage est précieuse. À ce stade-ci, dites-vous que presque tout peut attendre, alors permettez-vous de ne pas faire de l'épicerie, des repas, de l'accueil de la visite, du ménage ou de la remise en forme vos priorités dans vos premiers moments de votre vie de mère. Misez d'abord sur vous, parce que si vous allez bien et que vous recevez le soutien de votre entourage, vous favoriserez votre disponibilité à remplir votre nouveau rôle et vous instaurerez un espace pour être à l'écoute de votre bébé et le découvrir. Parce que ce qui est important aussi, c'est lui !

Cela dit, vous êtes celle qui vous connaissez le mieux. Si vous avez l'impression qu'en vous-même, les émotions négatives sont trop présentes, lourdes à porter ou même intolérables, écoutez ce signal et communiquez avec un professionnel de la santé.

QUAND LA DÉPRESSION S'EN MÊLE

Le sujet de la dépression post-partum est de plus en plus connu. Cette maladie, qui touche entre 10 % et 20 % des femmes dans la première année de vie de leur enfant, est malheureusement encore taboue. Il est toutefois important d'en parler dès la grossesse, et certains symptômes sont d'ailleurs souvent présents dès cette période sans que celles qui en souffrent soient en mesure de les reconnaître. Lorsqu'on parle de dépression en période périnatale, il y a présence chez les futures mamans et nouvelles mamans d'une profonde tristesse sans raison apparente, souvent doublée d'un épuisement permanent ou de problèmes de sommeil, d'un sentiment de dévalorisation ou d'une culpabilité excessive. Les femmes ont l'impression, par exemple, qu'elles seront ou sont de mauvaises mères. Elles peuvent aussi éprouver un sentiment d'irritabilité ou un refus d'entrer en relation avec leur bébé *in utero* en plus d'une extrême anxiété, surtout si cela concerne le bien-être du bébé à venir ou du nouveau-né.

> **« Quand j'ai reçu mon diagnostic de dépression, ma première question, ça a été : "Moi ? La femme de carrière qui n'a peur de rien, qui s'occupe de tout à la maison, la chef d'orchestre. Vraiment ?" Et là on me parlait d'antidépresseurs. Moi, aller voir une psy ? Devenir mère, c'est tout naturel, non ? Alors, pourquoi en discuter avec des professionnels ? Tout ça, ça n'avait aucun sens pour moi. »**
>
> — Rebecca

Certaines femmes peuvent également montrer une incapacité à s'occuper correctement d'elle-même ou du bébé à sa naissance ou ressentir du désintérêt pour les activités plaisantes. Finalement, tout changement d'appétit ou l'impression que rien ne s'améliorera peut suggérer une dépression. Si vous avez l'impression que quelque chose cloche, que vous ne vous reconnaissez plus, ou tout simplement que vous avez des questions sur ce que vous ressentez, n'hésitez pas à en parler !

FAIRE ÉQUIPE

Votre partenaire et vous allez probablement arriver à la maison avec un sentiment de vertige. Votre cellule à deux, malgré toute votre préparation et les diverses conversations à propos de la venue de votre bébé, sera plus ou moins ébranlée par ce nouvel ajustement. Durant les premiers jours, les couples ont souvent tendance à se concentrer presque exclusivement sur le bébé. Ses besoins prennent toute la place et cela vient avec son lot d'inquiétudes et de questionnements. Est-ce qu'il prend assez de poids ? Est-ce qu'il a fait suffisamment de pipi ? A-t-il faim ? Plus vous et votre partenaire vous sentez concerné(e)s par les mêmes préoccupations, plus un sentiment d'unité vous permet de cheminer ensemble. Vous vous concentrez sur deux choses : créer la chimie entre vous et comprendre ce nouveau système relationnel dans lequel vous êtes imbriqué(e)s. À l'inverse, si vous abordez la parentalité de façon trop distante ou différente, vous pourriez trouver cette période d'adaptation difficile, sans compter la fatigue qui peut miner l'humeur de votre couple.

Cela dit, malgré une possible zone de turbulence, les semaines et les mois font généralement place à une adaptation plus équilibrée. Une certaine routine s'installera. Peu à peu, vous vous sentirez moins face à l'inconnu, et le bébé profitera de son nid et apprendra à s'y fier. Un lien sécurisant s'installera entre tous les membres de votre famille, et cette évolution permettra à votre couple de se refaire une petite place après cette période de changement.

Ce retour du couple sera peut-être synonyme de première sortie à deux ! Ce moment est parfois très déchirant pour vous comme parents qui pouvez être envahis par le sentiment de délaisser un petit être. Rappelez-vous qu'à la base, il y a vous et votre couple, et que c'est en redonnant un peu d'attention à toutes les sous-composantes de votre famille que vous pourrez éviter de trop souffrir de la nouvelle complexité de votre système. Bien que votre bébé soit vulnérable et qu'il ait énormément besoin de vous, votre partenaire et vous avez aussi besoin l'un ou l'une de l'autre pour retrouver un appui dans les moments plus ardus. Ne l'oubliez pas.

Repenser le système

Au-delà du quatrième trimestre, certaines mamans peuvent trouver presque intolérable de s'éloigner de leur bébé, et il arrive même qu'elles aient de la difficulté à le voir grandir et évoluer. En misant trop longtemps sur cette relation de dépendance, elles finissent parfois par s'oublier et délaisser petit à petit leur relation de couple et les relations qu'elles entretenaient avec leur entourage. Souvent, ces femmes sentent qu'elles s'essoufflent dans ce déséquilibre, mais leur conception de la maternité, dans laquelle le lien entre une mère et son enfant prévaut en tout temps, agit comme une barrière qui les empêche d'accéder à leur bien-être personnel et conjugal. Si vous vous sentez complètement happée par la maternité, il est souvent intéressant d'aller chercher l'opinion de votre partenaire au sujet de votre dynamique familiale. Son regard extérieur peut être certes parfois confrontant ou dérangeant, mais il est souvent sensé. Croit-il ou croit-elle que vous devriez vous offrir une sortie seule à l'extérieur? Pense-t-il ou pense-t-elle que votre bébé est prêt à se faire garder par ses grands-parents? Qu'est-ce qu'il ou elle souhaiterait changer ou retrouver dans votre dynamique de couple? Bref, son opinion compte et ce qu'il ou elle observe est souvent riche en informations pour réajuster les repères, les besoins et les limites de chacun ou de chacune au sein de la famille. Ouvrez le dialogue; vous en ressortirez certainement plus éclairée!

POUR FINIR...

La grossesse est une période de symbiose durant laquelle vous n'étiez plus jamais seule. Certaines le vivent comme une réelle chance et éprouvent même de la difficulté à accepter cette séparation après l'accouchement. D'autres ressentent davantage un sentiment d'étouffement pendant la grossesse, et cette impression de manquer d'espace peut perdurer dans les premiers temps suivant l'arrivée du bébé.

> **« Toute ma grossesse et surtout le « après » ont été plus faciles que je ne le pensais. Je me sens naturelle dans mon rôle de mère. Je m'attendais à plus de pleurs, plus de pépins, plus de nuits blanches... En fin de compte, ça m'a peut-être protégée de voir ça plus gros que ce que ça ne l'est en réalité. »**
>
> — Caroline

Jusqu'ici, vous avez en quelque sorte pris le rôle d'observatrice sur votre vie pour intervenir sur ce qui vous préoccupe et apprécier ce que vous chérissez. Certaines questions au fil de ce livre vous ont probablement paru simples, alors que d'autres ont été peut-être plus dures à aborder et vous ont rendue plus émotive. Au fil de votre première année de vie avec bébé, prenez le temps de relire vos mots si vous avez écrit vos réflexions dans un journal. Vous pourrez ainsi voyager de nouveau dans votre univers de femme enceinte. Peut-être ce travail vous a-t-il également permis de découvrir votre degré de confiance envers vous-même et en vos capacités en tant que mère. Vous faire confiance est un atout fort utile pour tolérer les incertitudes à venir dans votre nouvelle vie de maman.

Une relecture de vos exercices pourrait aussi vous permettre de reprendre conscience de l'état d'esprit dans lequel vous vous trouviez au début et au cours de votre grossesse et d'évaluer le travail personnel que vous avez accompli au fil des mois. Maintenant que le temps a passé, diriez-vous que ce que vous désiriez il y a quelques mois correspond à ce que vous vivez actuellement? Est-ce que les mots que vous avez écrits vous parlent d'un respect envers vous-même, de votre histoire personnelle et de votre rythme? Reprenez le symbole que vous aviez choisi lorsque vous avez appris que vous étiez enceinte (« Ce qui grandit en moi », p. 26). Est-il toujours significatif à la suite de la naissance de votre enfant? Si oui, pourquoi? Si non, quelle en est la raison?

EXERCICE : Un peu de douceur, tous les jours !

Prenez le temps de vous regarder dans le miroir. Énoncez, à voix haute si vous le souhaitez, de un à trois points positifs qui témoignent de ce que vous faites de bien ou qui font que vous vous trouvez bonne avec votre bébé. Après une semaine, appréciez tout ce que vous avez ciblé au fil des jours et ayez confiance : même dans les moments difficiles, il y aura toujours tout ce beau et bon en vous.

En repensant à tous vos exercices et en relisant vos réponses, si vous ressentez plutôt des effets négatifs face à votre première année de maternité, soyez fière d'être en mesure de le reconnaître en toute honnêteté. Cela vous permettra de faire des choix plus conscients et plus éclairés. Ainsi, plutôt que d'attendre qu'une crise interne se présente, vous devrez peut-être admettre qu'il est temps pour vous de rechercher du soutien. Si vous notez plutôt de façon générale une évolution positive, soyez fière de tout le chemin parcouru et de tout le travail que vous avez fait sur vous-même. Donnez-vous une bonne tape dans le dos : vous avez réussi à accomplir cette transition vers la parentalité. Celle-ci ne s'est peut-être pas passée comme dans votre scénario idéal, mais elle vous aura (enfin, je l'espère) aidée à accepter que vous étiez (et que vous serez toujours) une magnifique maman en construction.

Bibliographie

AINSWORTH, Mary D. Salter, *et al. Patterns of Attachment: A Psychological Study of the Strange Situation*, Oxford, Lawrence Erlbaum, 1978.

AMERICAN PSYCHIATRIC ASSOCIATION. *DSM-5: Diagnostic and Statistical Manual of Mental Disorders*, 5e éd., Washington, American Psychiatric Association, 2013.

BARDACKE, Nancy. *Mindful Birthing: Training the Mind, Body, and Heart for Childbirth and Beyond*, HarperOne, 2012.

BOWLBY, John. *Attachment and Loss. Vol. 1: Attachment*, 2e éd., New York, Basic Books, 1982 [1969].

BRASE, Gary L. « The Relationship Between Positive and Negative Attitudes Towards Children and Reproductive Intentions », *Personality and Individual Differences*, vol. 90, 2016, p. 143-149.

BRASE, Gary L., et Sandra L. BRASE. « Emotional Regulation of Fertility Decision Making: What Is the Nature and Structure of "Baby Fever"? », *Emotion*, vol. 12, n° 5, 2012, p. 1141-1154.

BYDLOWSKI, Monique. « Transparence psychique de la grossesse et dette de vie », dans Michel DUGNAT (dir.), *Devenir père, devenir mère*, Toulouse, Érès, 2004, p. 73-81.

BYDLOWSKI, Monique. « Le regard intérieur de la femme enceinte, transparence psychique et représentation de l'objet interne », *Devenir*, vol. 13, n° 2, 2001, p. 41-52.

BYDLOWSKI, Monique. *Je rêve un enfant: l'expérience intérieure de la maternité*. Paris, Odile Jacob, 2000.

CHALOULT, Louis, Jean GOULET, et Thanh-Lan NGÔ. [En ligne] *Thérapie cognitivo-comportementale: guides de pratiques et autres outils*, [https://tccmontreal.com/formations/].

CYR, Chantal, et Karine DUBOIS-COMTOIS. « Coup d'œil sur l'attachement. Le développement et la promotion de l'attachement sécurisant chez l'enfant: un passeport pour la vie », [En ligne], *Observatoire sur la maltraitance envers les enfants*, 2014 [http://observatoiremaltraitance.ca/Pages/Coup_d%27oeil_sur_l%27attachement.aspx/].

FAIRBROTHER, Nichole, *et al.* « Maternal Thoughts of Harm in Response to Infant Crying : An Experimental Analysis », *Archives of Women's Mental Health*, vol. 18, n° 3, 2015, p. 447-455.

FAIRBROTHER, Nichole, et Sheila R. WOODY. « New Mothers' Thoughts of Harm Related to the Newborn », *Archives of Women's Mental Health*, vol. 11, n° 3, 2008, p. 221-229.

FIGUEIREDO, Barbara. « Partner Relationships during the Transition to Parenthood », *Journal of Reproductive and Infant Psychology*, vol. 26, n° 2, 2008, p. 99-107.

FLIES, Claudia. *Toutes les mères sont folles*, Paris, Éditions du Moment, 2013.

FISKE, Susan. *Psychologie sociale*, De Boeck, 2009.

FURUMURA, Kaori « Prospective Study on the Association between Harm Avoidance and Postpartum Depressive State in a Maternal Cohort of Japanese Women », *PloS ONE*, vol. 7, n° 4, 2012.

GELABERT, Estel, *et al.* « Perfectionism Dimensions in Major Postpartum Depression », *Journal of Affective Disorders*, vol. 136, n° 1-2, 2012, p. 17-25.

GJERDINGEN, Dwenda Kay, *et al.* « Predictors of Mothers' Postpartum Body Dissatisfaction », *Women & Health*, vol. 49, n° 6, 2009, p. 491-504.

GRIGORIADIS, Sophie. « An Approach to Interpersonal Psychotherapy for Postpartum Depression : Focusing on Interpersonal Changes », *Canadian Family Physician*, vol. 53, 2007, p. 1469-1475.

GUSTIN, Pascale, Vincent MAGOS, et Claire-Anne SEVRIN. *Naître parent*, Bruxelles, Yapaka, 2016.

HASLAM, Divna M., Amelia, TEE, et Sabine BAKER. « The Use of Social Media as a Mechanism of Social Support in Parents », *Journal of Child and Family Studies*, vol. 26, n° 7, 2017, p. 2026-2037.

HESSE, Erik. « The Adult Attachment Interview : Historical and Current Perspectives », dans Jude CASSIDY et Phillip SHAVER (dir.), *Handbook of Attachment : Theory, Research, and Clinical Applications*, New York, Guilford, 1999.

ILIADIS, S. I., *et al.* « Personality and Risk for Postpartum Depressive Symptoms », *Archives of Women's Mental Health*, vol. 18, n° 3, 2015, p. 539-546.

JONES, Lisa, *et al.* « Cognitive Style, Personality and Vulnerability to Postnatal Depression », *The British Journal of Psychiatry : The Journal of Mental Science*, vol. 196, n° 3, 2010, p. 200-205.

KERSTEN-ALVAREZ, Laura E., *et al.* « Early School Outcomes for Children of Postpartum Depressed Mothers : Comparison with a Community Sample », *Child Psychiatry and Human Development*, vol. 43, n° 2, 2012, p. 201-218.

LAMBOY, Béatrice. « Soutenir la parentalité : pourquoi et comment ? Différentes approches pour un même concept », *Devenir*, vol. 1, n° 21, 2009, p. 31-60.

MADEY, Scott F., et Lindsey RODGERS. « The Effect of Attachment and Sternberg's Triangular Theory of Love on Relationship Satisfaction », *Individual Differences Research*, vol. 7, n° 2, 2009, p. 76-84.

MAIA, Berta R., *et al.* « The Role of Perfectionism in Postpartum Depression and Symptomatology », *Archives of Women's Mental Health*, vol. 15, n° 6, 2012, p. 459-468.

MATTHEY, S., *et al.* « Paternal and Maternal Depressed Mood during the Transition to Parenthood », *Journal of Affective Disorders*, vol. 60, n° 2, 2000, p. 75-85.

MONTGOMERY, Kristen S., *et al.* « Women's Desire for Pregnancy », *The Journal of Perinatal Education*, vol. 19, n° 3, 2010, p. 53-61. doi : 10.1624/105812410X514404.

NANZER, Nathalie, *et coll. Manuel de psychothérapie centrée sur la parentalité*, Presses universitaires de France, 2012.

OGOLSKY, Brian « Pathways of Commitment to Wed : The Development and Dissolution of Romantic Relationships, *Journal of Marriage and Family*, vol. 78, n° 2, 2015, p. 293-310.

PALACIO ESPASA, Francisco. *Dépression de vie, dépression de mort*, Toulouse, Érès, 2003.

PAUL, Laurie Ann. *Transformative Experience*, Oxford, Oxford University Press, 2016.

POULTER, Stephan B., *The Mother Factor : How Your Mother's Emotional Legacy Impacts Your Life*, Prometheus Books, 2008.

SIMPSON, Jeffry, Heike A. WINTERHELD, et William S. RHOLES. « Working Models of Attachment and Reactions to Different Forms of Caregiving from Romantic Partners », *Journal of Personality and Social Psychology*, vol. 93, 2007, p. 466-477.

RAPHAEL-LEFF, Joan. *Psycholcgical Processes of Chilbearing*, 4e éd., Londres, Anna Freud Centre, 2007 [1991].

REEVES, Nicole. « Anxiété et mécanismes d'adaptation spécifiques à la grossesse : une étude longitudinale et qualitative », *Devenir*, vol. 28, n° 1, 2016, p. 42-64.

REEVES, Nicole, et Jaqueline WENDLAND. « Style d'attachement, maternité et anxiété spécifique à la grossesse », *Neuropsychiatrie de l'enfance et de l'adolescence*, vol. 65, n° 4, 2017, p. 211-218.

ROOSEVELT, Lee, et Lisa Kane LOW, « Exploring Fear of Childbirth in the United States Through a Qualitative Assessment of the Wijma Delivery Expectancy Questionnaire », *Journal of Obstetric, Gynecologic & Neonatal Nursing*, 2016, vol. 45, n° 1, p. 28-38. doi : 10.1016/j.jogn.2015.10.005.

SCHOPPE-SULLIVAN, Sarah J., *et al.* « Doing Gender Online : New Mothers' Psychological Characteristics, Facebook Use, and Depressive Symptoms », *Sex Roles*, 2016. doi : 10.1007/s11199-016-0640-z.

SILVEIRA, Marushka, *et al.* « The Role of Body Image in Prenatal and Postpartum Depression : A Critical Review of the Literature », *Archives of Women's Mental Health*, vol. 18, n° 3, 2015, p. 409-421.

STERNBERG, Robert J., et Karin WEIS. *The New Psychology of Love*, New Haven, Yale University Press, 2006.

SWEENEY, Alison C., et Randy FINGERHUT. « Examining Relationships between Body Dissatisfaction, Maladaptive Perfectionism, and Postpartum Depression Symptoms », *Journal of Obstetric, Gynecologic, and Neonatal Nursing*, vol. 42, n° 5, 2013, p. 551-561.

WARD, Mary J., et Elizabeth A. CARLSON. « Associations Among Adult Attachment Representations, Maternal Sensitivity, and Infant-Mother Attachment in a Sample of Adolescent Mothers », *Child Development* vol. 66, n° 1, 1995, p. 69-79.

WINNICOTT, Donald W. *Le bébé et sa mère*, Paris, Payot, 1992.

Remerciements

À mes enfants qui m'apprennent à être maman au-delà des livres et des théories. C'est grâce à vous que j'ai pu voir combien la maternité dans toute sa vivacité est belle lorsqu'on prend le temps de l'accueillir et de l'apprivoiser à son rythme. Vous m'avez fait voir dans vos yeux que ce lien entre nous est le plus beau et le plus fort, et ce, malgré les imperfections.

À mon mari, qui a su me soutenir à travers les années et les projets. Tu m'as vue changer au fil du temps, et j'ai toujours ressenti ton amour et ton réconfort à chaque étape de ma vie. Les mots me manquent, tant ce que tu es pour moi représente beaucoup. Beaucoup.

À mes parents qui m'ont tout donné pour que je sois la femme que je suis aujourd'hui. C'est avec beaucoup d'amour, de fierté et de reconnaissance que je vous présente, dans mon livre, ce que vous avez fait de moi.

Aux autres membres de ma famille qui n'ont jamais cessé d'être à mes côtés. Vous êtes et avez toujours été mon village. J'ai toujours su que vous me portiez dans vos cœurs et vos pensées, et c'est un cadeau inestimable que j'ai reçu de vous tous.

Également à ma belle-famille qui, par son accueil et son soutien chaleureux, m'a permis d'agrandir mon village. Je souhaite souligner combien votre enthousiasme pour ce livre m'a touchée.

À mes amis et amies qui ont toujours respecté le rythme et les changements dans les amitiés que fait vivre la maternité, avec écoute et empathie. Mention spéciale aux p'tits chats et ma *gang* de JFP.

À Mitsou, qui a été une fée marraine depuis tant d'années! Sans le savoir, elle a semé la première graine qui m'a fait croire qu'écrire un livre était non seulement accessible, mais qu'il fallait que je m'y penche dès maintenant. Qui a accepté sans hésiter de faire partie de cette aventure avec moi en signant ma préface, et qui a su m'introduire à vous toutes avec son grand cœur et sa couleur chaleureuse.

À mes collègues de travail, d'internats, de laboratoire, et aux professeurs que j'ai eus. Vous avez tous façonné la professionnelle que je suis. Ce livre, sans vous, n'aurait pas été possible. À madame Reeves en particulier, pour votre passion de la psychologie périnatale. Vous avez été un modèle pour moi.

À toute l'équipe des Éditions de l'Homme, plus particulièrement à Émilie Mongrain. Cette belle aventure n'aurait certainement pas été aussi enrichissante sans vos sourires, vos conseils et votre accompagnement soutenu.

Pour finir, aux patientes, aux clientes, et aux lectrices de blogues avec qui j'ai eu la chance d'échanger. Vous ne savez probablement pas à quel point j'ai pensé à vous et eu besoin de vous toutes pour écrire ce livre. Vous m'avez tant appris et motivée à continuer dans cette voie.

À vous tous, MERCI MILLE FOIS !

Suivez-nous sur le Web

Consultez nos sites Internet et inscrivez-vous à l'infolettre pour rester informé en tout temps de nos publications et de nos concours en ligne. Et croisez aussi vos auteurs préférés et notre équipe sur nos blogues!

EDITIONS-HOMME.COM
EDITIONS-JOUR.COM
EDITIONS-PETITHOMME.COM
EDITIONS-LAGRIFFE.COM
RECTOVERSO-EDITEUR.COM
QUEBEC-LIVRES.COM
EDITIONS-LASEMAINE.COM

FSC www.fsc.org
RECYCLÉ
Papier fait à partir de matériaux recyclés
FSC® C103567

Imprimé chez Marquis Imprimeur inc.
sur du Rolland Enviro, contenant 100%
de fibres postconsommation et fabriqué à partir d'énergie biogaz.
Il est certifié FSC®, Procédé sans chlore,
Garant des forêts intactes et ECOLOGO 2771.

PERMANENT 100% BIO GAZ ÉNERGIE Garant des forêts intactes[MC]